systemed verlag

Ronald Pierre Schweppe

Warum Stress dick macht

... und warum wir
entspannt schneller abnehmen

Inhalt

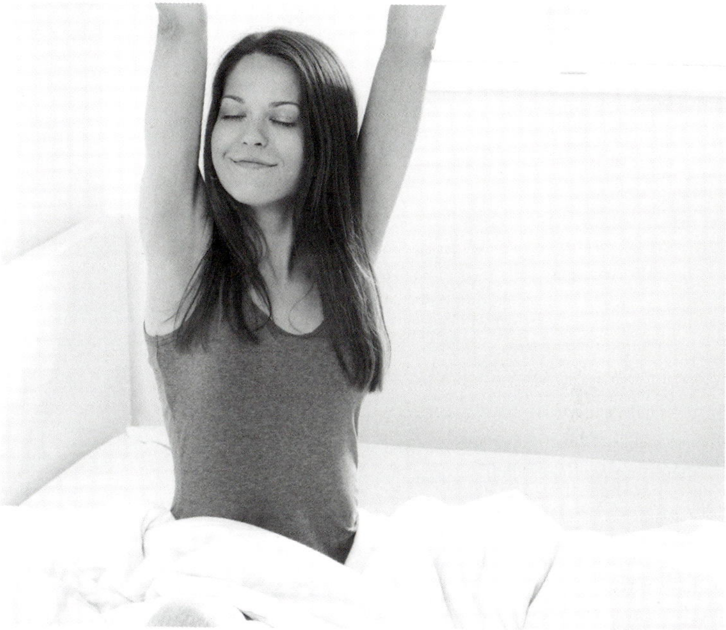

Ein vielseitiges Thema

In den letzten 50 Jahren ist Übergewicht von einem Randphänomen zu einer Volksseuche geworden. Mehr als jeder zweite Deutsche wiegt deutlich mehr, als ihm gut tut. Die Tendenz ist steigend. Dennoch ist das eigentlich nicht der Grund dafür, warum ich mich diesem Thema seit Längerem in Form von Büchern und Öffentlichkeitsarbeit widme. Der Grund ist viel persönlicherer Natur: Durch meine eigenen Erfahrungen und die Erfahrungen mir nahestehender Menschen weiß ich nur zu gut, wie *belastend* die körperliche Last sich im wahrsten Sinne des Wortes auswirken kann: auf die Gesundheit, die Stimmung, die Gefühle, das Selbstwertgefühl und nicht zuletzt auch auf die Lebensfreude.

Normalgewichtige haben wohl kaum eine Vorstellung davon, wie viel Leid durch Übergewicht hervorgerufen werden kann – Leid, das teils durch die eigenen Wertungen, teils aber auch durch Kommentare und Urteile von Partnern, Familienangehörigen, Kollegen oder Freunden verursacht wird. Dass die Hose zwickt oder das Treppensteigen schwer fällt, ist dabei noch das kleinere Übel – schließlich können wir ja notfalls eine größere Hose kaufen oder den Fahrstuhl benutzen. Viel schwerer wiegen jedoch die vielen kleinen und großen Verletzungen und die quälenden inneren Kämpfe, unter denen Übergewichtige Tag für Tag, und das oft schon von Kindheit an, zu leiden haben.

Inzwischen habe ich mit meinem Kollegen Aljoscha Long einige Ratgeber zu diesem Thema geschrieben. Auch, wenn es darin immer um den Zusammenhang zwischen Gewichtsproblemen und seelischen Problemen beziehungsweise unbewussten Verhaltensmustern geht, haben wir dabei doch sehr unterschiedliche Blickwinkel gewählt: In unserem ersten Buch zum Thema »*Die Minus-1-Diät. Freier und leichter werden mit der Achtsamkeitsformel*« haben wir eine einfache Methode vorgestellt, um unser Bewusstsein für das, was wir jeden Tag essen, zu schärfen. Vor allem ging es uns darum, den LeserInnen individuelle Erfahrungen mit ihrer Ernährung zu ermöglichen. Die »Minus-1-Diät« hilft dabei, herauszufinden, welche Nahrungs- und Genussmittel uns (und unserer Figur) gut tun und welche nicht. Das Echo zahlloser Leser hat bestätigt, wovon wir ohnehin ausgegangen waren: Was für den einen Medizin ist, kann für den anderen Gift sein; was den einen dick macht, ist für andere kein Problem. Kurz gesagt bietet diese Diät, die eigentlich vielmehr eine Achtsamkeitsmethode als eine Diät ist, einen Einstieg in Fragen wie: »Was esse ich eigentlich jeden Tag? Wie bekommt mir das? Welche Muster bestimmen mein Essverhalten?« Dabei ist es wichtig, sich nicht länger auf sogenannte Ernährungsexperten, sondern einzig auf sich selbst und die eigenen Erfahrungen zu verlassen.

In unseren nächsten beiden Veröffentlichungen *»Schlank durch Achtsamkeit«* und *»Achtsam abnehmen – 33 Methoden für jeden Tag«* haben wir den Fokus noch viel stärker auf das Prinzip der Achtsamkeit und die Entwicklung der Körperintelligenz gelegt. Die jahrtausendealte Methode der Achtsamkeit, die ihre Wurzeln in der Meditationspraxis buddhistischer Mönche hat, ermöglicht es uns, unsere Lebensweise, unser Essverhalten, aber auch negative Gefühlszustände wie Ängste, Depressionen oder Gier auf sanfte, mitfühlende Weise aufzulösen. Und das ist nicht nur effektiver, sondern auch sehr viel intelligenter, als ständig Kalorien zu zählen und immer wieder an seiner (vermeintlich) mangelnden Willenskraft zu verzweifeln.

Die Methode der Achtsamkeit und insbesondere des achtsamen Essens ist so wirkungsvoll, dass sie auch im vorliegenden Buch wieder eine wichtige Rolle spielen wird.

Für jene LeserInnen, die tiefer in die Hintergründe ihrer Gewichtsprobleme einsteigen und den emotionalen und geistigen Ursachen für fehlgeleitetes Essen auf den Grund gehen wollen, haben wir das Buch *»Der Seelenschlüssel zum Wunschgewicht«* veröffentlicht. Auch hier ging es um Achtsamkeit und Essmuster, aber auch um den spirituellen Weg, bei dem buddhistische Prinzipien der Geistesschulung eine große Rolle spielen.

Mit dem vorliegenden Ratgeber wollen wir nun eine einfache Möglichkeit für alle anbieten, die keine Zeit oder nicht das Interesse haben, sich mit spirituellen Hintergründen von Gewichtsproblemen und Meditation zu beschäftigen.

Wir finden, dass das Thema »Übergewicht und Psyche« allen Menschen, die mit ihrem Gewicht unzufrieden sind, etwas angeht – also nicht nur die Leser, die sich eingehender mit der Philosophie der Achtsamkeit oder mit anderen buddhistischen Prinzipien beschäftigen wollen. Daher wollen wir in diesem Buch ein ganz konkretes Alltagsphänom aufgreifen, mit dem wohl jeder von uns Tag für Tag unangenehme Erfahrungen macht – Stress.

Im ersten Abschnitt werden wir uns die Folgen ansehen, die Stress auf unser Essverhalten und damit auf unser Körpergewicht hat. Anschließend werden wir eine Strategie vorstellen, die dabei hilft, die seelischen und körperlichen Belastungen durch Stress zu verringern und somit auch Übergewicht abzubauen. Doch auch hier soll der spirituelle Ansatz nicht ganz unter den Tisch fallen. Stress – Stressbewältigung – Achtsamkeit – Entspannung – Gewichtsreduktion: Alle diese Themen hängen eng miteinander zusammen. Daher sollten wir gerade, wenn es um Probleme wie Stress oder Stressessen geht, immer den ganzen Menschen im Auge behalten – seine Gefühle, seine Gedanken, sein seelisches und geistiges Potenzial und keinesfalls nur seine überflüssigen Pfunde.

In diesem Buch wollen wir Ihnen einen Weg zeigen, auf dem Sie zwei lästige Fliegen mit einer Klappe schlagen können – Stress und Übergewicht. Auf diesem Weg können Sie interessante Erfahrungen machen, manch neue Einsicht gewinnen und allmählich wieder zu Ihrem inneren und äußeren Gleichgewicht finden. Und das Beste dabei ist, dass Sie das alles sehr entspannt und ganz ohne Stress erreichen können. Doch lassen Sie sich einfach überraschen …

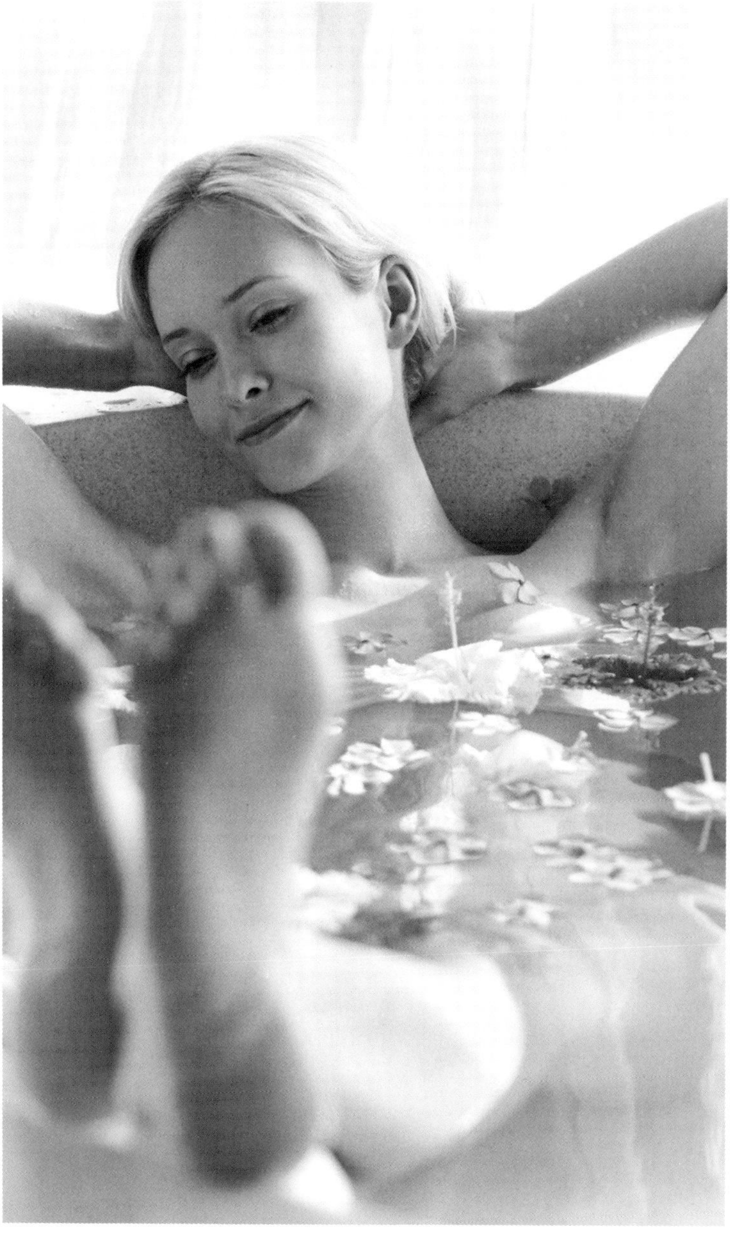

Warum Stress dick macht …

Bevor wir uns anschauen wollen, was Stress eigentlich genau ist und wie er sich auf uns und unsere Figur auswirkt, möchten wir Ihnen zunächst eine simple Frage stellen:

»Sind Sie wirklich bereit?«

Sind Sie sicher, dass Sie das richtige Buch in den Händen halten? Immerhin könnte es ja sein, dass Sie mit einer herkömmlichen Diät besser fahren würden … Dieses Buch richtet sich durchaus nicht an jeden, der mit seinem Gewicht zu kämpfen hat. Ob Sie von den Strategien in diesem Buch profitieren können, können Sie schnell herausfinden: Lesen Sie sich kurz die folgenden Sätze durch und beantworten Sie für sich ganz spontan, ob Sie der jeweiligen Aussage zustimmen können oder nicht:

- Ich habe keine Lust mehr, eine Diät nach der anderen zu machen. Diäten haben mir bisher nicht dabei geholfen, mein Gewicht langfristig zu reduzieren.
- Ich habe das Gefühl, dass ich in Stresssituationen, also immer dann, wenn äußere oder innere Belastungen mich überwältigen, mehr esse als sonst. Ich greife dann besonders oft zu ungesunden Nahrungsmitteln wie Süßigkeiten, Chips oder Fast Food.
- Ich werde mein Idealgewicht dauerhaft wohl nur dann erreichen können, wenn ich mich zunächst mal um mein inneres Gleichgewicht kümmere.
- Ich würde gerne mehr Klarheit darüber haben, was eigentlich in mir abläuft, wenn ich immer wieder zu viel oder das Falsche esse.
- Ich möchte endlich damit beginnen, meine Stress- und Fressmuster zu knacken und mich von alten Mechanismen befreien.

- Auf die Schnelle ein paar Kilo abzuspecken ist mir weniger wichtig, als meine Ernährungs- und Lebensweise langfristig zu verändern; dies muss für mich jedoch entspannt und ohne Zwang funktionieren.
- Ich sehne mich nach mehr Ruhe und Gelassenheit.
- Ich sehne mich nach mehr Leichtigkeit in meinem Leben, sowohl nach innerer als auch nach äußerer Unbeschwertheit.
- Ich bin bereit, etwas Neues auszuprobieren.

Sollten Sie mindestens drei dieser Aussagen zustimmen, dann wird es höchste Zeit für Sie, sich von Diäten zu verabschieden und einmal einen ganz neuen Weg zu gehen. Eines müssen Sie zuvor jedoch noch wissen: Die Methode, die Sie in diesem Buch kennenlernen, kann nur funktionieren, wenn Sie wirklich offen und bereit dafür sind, sich auf diesen Weg einzulassen. Um abzunehmen müssen Sie nicht joggen gehen, Sie brauchen kein Fitnessstudio und Sie müssen auch nicht zum Rohköstler werden. Eines sollten Sie jedoch tun:

Nehmen Sie sich mehr Zeit für sich selbst und entschließen Sie sich, künftig sehr viel genauer hinzusehen, wie Sie handeln, wie und in welchen Situationen Sie essen und wie Sie sich dabei fühlen.

Es ist nicht schwierig, das Anti-Stress-Programm aus dem Praxiskapitel umzusetzen und seine Achtsamkeit und Gelassenheit Schritt für Schritt zu entwickeln. Dennoch: Ohne eine bewusste Entscheidung geht es nicht. Sagen Sie also nicht: »Ich sollte vielleicht irgendwann einmal.«, sondern sagen Sie: »Ich werde jetzt!« Nur so können Sie den Prozess in Gang setzen, der sich nicht nur positiv auf Ihr Gewicht, Ihre Gesundheit und Ihre Fitness, sondern auch auf Ihre Lebensfreude auswirken wird.

Abnehmen durch Gelassenheit ist keine Zauberei

Durch Entspannung und Gelassenheit abzunehmen, ist einfacher als Sie glauben. Tatsächlich ist es möglich, Stress und Übergewicht mit ein und derselben Methode zu bekämpfen – und es ist nicht nur möglich, sondern sogar sehr sinnvoll und effektiv. Stressabbau ist für Übergewichtige eine der wichtigsten Voraussetzungen für eine Gewichtsreduktion – hier sind sich Psychologen, Ernährungswissenschaftler, Gehirnforscher und

Mediziner einig. Ebenso wie soziale und seelische Belastungen Stressessen und emotionales Essen fördern, fördern Gelassenheit und Achtsamkeit die Rückkehr zu einem natürlichen, gesunden Essverhalten. Wir brauchen nicht viel Vorstellungskraft, um zu erkennen, dass sich das auch unmittelbar auf unser Gewicht auswirkt.

Es ist eigentlich verwunderlich, dass Kalorienzählen sowie Low-Fat-, Low-Carb- oder andere Low-Fun-Diäten immer noch im Mittelpunkt der medialen Aufmerksamkeit stehen. Regelmäßig wird uns suggeriert, dass Abnehmen nur eine Frage der Disziplin und der Willenskraft sei. Von Entspannung und Stressmanagement ist so gut wie nie die Rede. Dabei ist es fürwahr keine neue Erkenntnis, dass Stress dick macht – und das nicht nur auf hormoneller Ebene, sondern auch durch Kompensationsmuster wie emotionales Essen oder Stressessen. Im Grunde sagt uns das ja schon unser gesunder Menschenverstand:

> **Stresssituationen üben einen gewaltigen Druck auf uns aus, und den wollen wir natürlich loswerden. Neben Rauchen, Alkoholkonsum und Fernsehen gehört Essen zu den häufigsten »Strategien«, die wir unbewusst anwenden, um uns wieder zu »entspannen«.**

Leider sind diese Strategien langfristig nicht dazu geeignet, stressfreier zu leben – ganz im Gegenteil. Ein sinnvolles Stressmanagement bietet hingegen eine wirkungsvolle Möglichkeit, zu einer bewussteren, leichteren und gesünderen Ernährungsweise zurückzufinden. Indem Sie Ihre Gelassenheit entwickeln, werden Sie damit aufhören, sich bestimmte Nahrungsmittel zu verbieten oder strenge Diäten zu befolgen. Sie werden lernen, das zu essen, was Sie wirklich brauchen. Statt weiterhin automatisch in alte Fressfallen zu tappen, werden Sie damit beginnen, sich mehr Zeit zu nehmen und in Ihren Körper hineinzuspüren – auch beim Essen: Sie werden gründlicher kauen, mehr genießen und ganz von selbst zu essen aufhören, sobald Sie satt sind.

Je gelassener Sie sind und je mehr Sie in Ihrer Mitte ruhen, desto wahrscheinlicher ist es, dass Sie emotionalen Bedürfnissen oder belastenden Situationen künftig anders als durch Heißhunger auf Schokolade begegnen werden. Sie werden Essen immer weniger als Ersatz für Entspannung und Geborgenheit missbrauchen müssen. Und es versteht sich, dass Sie dadurch auch abnehmen werden – vielleicht nicht in einer Woche, ganz bestimmt aber langfristig und dafür auf sanfte Weise.

Übergewicht – ein Umweg, der sich lohnen kann

Unter Übergewicht zu leiden hat nicht nur Nachteile: Unter Umständen können wir dadurch auf die verborgenen Probleme stoßen, die unseren überflüssigen Pfunden zugrunde liegen. Dabei werden wir vielleicht entdecken, dass unsere bisherige Strategie, Stress zu bewältigen, uns nur noch mehr Schwierigkeiten bereitet. Wenn wir dazu neigen, uns bei Belastungen regelmäßig »zu mästen«, so ist das an sich nicht weiter schlimm. Es zeigt uns nur, dass wir bisher keinen besseren Weg gefunden haben, Stress zu begegnen als durch Essen. Und dann ist es gut möglich, dass wir schon bald nach anderen Wegen suchen werden, die uns zuverlässig ans Ziel bringen.

Im folgenden Theorieteil werden Sie einiges darüber erfahren, wie und warum Stress uns dick macht. Im Praxisteil werden Sie dann Methoden kennenlernen, durch die Sie Ihr Gewicht über den »Umweg« der Gelassenheit normalisieren können. Dabei lernen Sie einige wichtige Schlüssel kennen – einfache Prinzipien, durch die Sie Ihre Art zu essen grundlegend verändern, den Kontakt zu Ihrem Körper intensivieren und eine Quelle der Ruhe in sich selbst entdecken werden. Abschließend werden Sie noch einfache Möglichkeiten kennenlernen, im Alltag für mehr Genuss, Achtsamkeit und Gelassenheit zu sorgen.

Gelassenheit zu entwickeln und dabei zugleich Übergewicht abzubauen ist keine Zauberei. Es ist eine Strategie, die jeder von uns leicht umsetzen kann. Und wer tatsächlich damit beginnt, wird erkennen, dass er die positiven Veränderungen letztlich seinem unbefriedigenden Ausgangspunkt, seinem Übergewicht zu verdanken hat. Der Wunsch, etwas zu verändern, hat schon manch große und kleine Träume Wirklichkeit werden lassen, und sein Idealgewicht zu erreichen gehört dabei noch zu den einfacheren Übungen.

Je mehr Stress, desto dicker?

Stress belastet Herz und Kreislauf, schwächt die Immunabwehr, schlägt auf die Verdauung und führt auf kurz oder lang zu Erschöpfung und im schlimmsten Fall zum Burn-out – das alles wissen wir längst. Aber macht Stress auch dick?

Die WHO hat Stress inzwischen zur größten Gesundheitsgefahr für das 21. Jahrhundert erklärt. Zugleich ist die Zahl der Übergewichtigen weltweit bereits auf über eine Milliarde Menschen geklettert. Es scheint sich also sowohl bei Stress als auch bei Übergewicht um Phänomene zu handeln, die etwas mit unserer modernen Lebensweise zu tun haben. Doch gibt es auch einen direkten Zusammenhang? Kann man sagen, dass Menschen umso leichter Gewichtsprobleme bekommen können, je stärker sie unter Anspannungen leiden? Ja, das kann man:

> **Stress – und insbesondere Dauerstress – ist ein Zustand, der sich auf Körper und Seele sehr belastend auswirkt, und inzwischen gibt es kaum noch Zweifel daran, dass diese Belastung sich auch auf der Waage zeigt.**

Natürlich reagiert nicht jeder Mensch auf Stress mit zusätzlichen Pfunden. Einige von uns verfügen über ein gutes Stressmanagement und gleichen Belastungen durch Entspannung und/oder Bewegung aus, andere greifen zu Zigaretten, Alkohol oder Tabletten oder werden fernsehsüchtig.

Sehr oft führt Stress jedoch eben auch dazu, dass wir in die Breite gehen. In Befragungen gaben Übergewichtige an, dass es Stressfaktoren wie Jobwechsel, Hochzeiten, Trennungen oder erhöhte Belastungen im Büro oder zu Hause waren, die ihr Essverhalten und ihr Körpergewicht irgendwann aus dem Ruder laufen ließen. Und da Sie gerade ein Buch mit dem Thema »Stress & Übergewicht« in den Händen halten, könnte es ja gut sein, dass auch Sie zu den Stressessern gehören. Deren Zahl steigt übrigens von Jahr zu Jahr kontinuierlich an.

Stress ist normal

Nicht alles, was heute als normal gilt, ist deshalb auch gesund für uns. Gerade am Beispiel Stress zeigt sich dies sehr deutlich. Für die meisten Menschen startet das Stresskarussell schon mit dem Klingeln des Weckers am frühen Morgen. »Was ist heute für ein Tag? Oh Gott – Dienstag! Das entscheidende Meeting, der Zahnarzttermin, die Winterreifen … und wann soll ich eigentlich noch den Einkauf schaffen? Wir haben kein bisschen Brot mehr im Haus …«

Psychologen und Soziologen sprechen oft davon, dass die Arbeitsbelastung heute steigt und der Zeitdruck wächst. Das klingt eher abstrakt.

Leider wird das Ganze jedoch schon wesentlich konkreter, wenn der tägliche Wahnsinn über uns hereinbricht: Ständig klingelt das Telefon, das Smartphone hört nicht auf zu surren, kaum schalten wir den Computer ein, wartet eine Flut von Mails darauf, beantwortet zu werden. Auf dem Schreibtisch stapeln sich die unbezahlten Rechnungen, in der Küche das schmutzige Geschirr vom Vorabend. Sofern wir überhaupt dazu kommen nachzudenken, wird unser Denken von Problemen bestimmt – von Jobproblemen, Gesundheitsproblemen, Beziehungs- und Erziehungsproblemen und – nicht zu vergessen – natürlich auch von Gewichtsproblemen.

Stress gehört zum Alltag. Es ist normal, keine Zeit zu haben – weder für seinen Partner noch für seine Kinder oder Freunde und schon gar nicht für sich selbst. Es ist normal, dass viele von uns ihr Leben mit einer To-Do-Liste verwechseln. Wir hetzen von einer Erledigung zur nächsten. Und so ist es auch kein Wunder, dass unser Körper dabei ständig Stresshormone ausschüttet.

Eine von vielen unangenehmen Stressfolgen ist, dass im Alltag kaum Zeit für regelmäßige und womöglich noch gesunde Mahlzeiten bleibt. Essen müssen wir aber natürlich trotzdem, also wird zwischen Tür und Angel schnell zu kalorienreichen Snacks oder Süßigkeiten gegriffen. Hinzu kommt: Essen entspannt (zumindest kurzfristig). Wenn also schon sonst alles drunter und drüber geht, dann darf doch wenigstens die »kleine Belohnung« zwischendurch nicht fehlen, stimmt's?

Wissen Sie, welche Nahrungsmittel die Top-Charts der »kleinen Belohnungen in stressigen Phasen« anführen? Bei Frauen sind das 1. Eiscreme, 2. Schokolade und 3. Kuchen und Kekse. Und bei Männern? Auch hier steht Eiscreme auf Platz 1, dicht gefolgt von Pizza auf Platz 2 und Steaks auf Platz 3.

Sie sind vielleicht gestresster als Sie denken

Falls Sie nicht gerade unerschütterlich in Ihrer Mitte ruhen, über eine sehr gute Resilienz verfügen (so nennt man die psychische Widerstandskraft, die Menschen immun gegen Stress macht) oder auf einer einsamen Insel leben, haben wir eine schlechte Nachricht für Sie: Es ist gut möglich, dass Sie gestresster sind, als Sie glauben. Ein Problem von Dauerstress ist nämlich, dass viele der Belastungen, denen wir täglich ausgesetzt sind, uns gar nicht richtig bewusst werden. Zahlreiche Stressauswirkungen zeigen sich in Bereichen, die wir erst einmal nicht ohne Weiteres mit Stress in Verbindung bringen würden – etwa in Form überflüssiger Pfunde, als lästige Rückenbeschwerden oder schlechte Laune.

Es gibt drei typische Arten von Stressoren – von Faktoren oder Reizen also, die Stress auslösen. Zu den fatalsten gehören natürlich die klassischen Stressoren wie Trennungen, Todesfälle, Verluste, Krankheiten, Arbeitslosigkeit, drohender Jobverlust, Mobbing, Existenzängste sowie Leistungs- und Termindruck.

Doch auch die zweite Sorte ist nicht zu unterschätzen; dabei handelt es sich um die vermeintlich banalen, alltäglichen Stressauslöser, die wir alle zu gut kennen. Viele Menschen geraten beispielsweise in Stress,

- wenn ihnen der Bus vor der Nase wegfährt;
- wenn es Streitigkeiten in der Familie gibt;
- wenn eine Kollegin dumme Bemerkungen macht;
- wenn es im Stau keinen Millimeter vorwärts geht;
- wenn etwas am Auto oder im Haus kaputt geht;
- wenn es drei Wochen lang ununterbrochen regnet …

Zu guter Letzt können auch negative Gefühle direkt Stress und damit Stressessen auslösen. Vielleicht sind Sie einsam, vielleicht entspricht die Wirklichkeit nicht Ihren Erwartungen (was leider sehr oft der Fall ist). Vielleicht versteht Ihr Partner Sie nicht. Oder Sie fühlen sich einfach nicht wohl in Ihrer Haut und es fällt Ihnen schwer, mitfühlend mit sich selbst umzugehen. Möglicherweise leiden Sie aber auch »nur« unter Langeweile, sind unzufrieden oder ungeduldig. Eine lange Liste – zugegeben. Aber schnell wird dabei klar: Stress ist immer und überall.

Ob die vielen Reize, denen Sie täglich ausgesetzt sind, allerdings auch tatsächlich Stress bei Ihnen auslösen oder ob Sie ihnen gelassen begegnen, sodass sie weder Ihrer Gesundheit noch Ihrem Gewicht etwas anhaben können, das hängt letztlich nur davon ab, ob Sie über gute Anti-Stress-Strategien verfügen oder nicht. Stress ist nämlich nur die eine Seite des Problems; unsere Reaktionen sind die andere, sehr viel gewichtigere Seite.

Was ist Stress eigentlich?

Wie sich Stress anfühlt, weiß jeder von uns. Es gibt wohl niemanden, der nicht ab und zu »im Stress« ist. Wenn wir aber wirklich wissen wollen, wie unser Körper in Stresssituationen tickt, müssen wir etwas genauer hinsehen:

Ursprünglich stammt der Begriff »Stress« aus der Technik. Vor gut 75 Jahren wurde er von dem Mediziner Hans Selye in die Psychologie eingeführt, wo die Bezeichnung Stress seither verwendet wird, um die unterschiedlichen Reaktionen unseres Körpers auf besondere Belastungen und Anforderungen zu beschreiben.

Als der erste Mensch noch als Jäger und Sammler in einer feindlich gesinnten Umwelt überleben musste, war die Stressreaktion ein biologisch sinnvoller Mechanismus: Drohte akute Gefahr, und das war oft der Fall, musste schnell gehandelt werden: angreifen oder weglaufen – Kampf oder Flucht? Diese beiden Optionen standen zur Verfügung, und die Stressreaktion ermöglichte es dem Körper, sich durch eine blitzschnelle Mobilisierung aller Kräfte darauf vorzubereiten.

Bei der Stressreaktion wird der sympathische Teil des autonomen Nervensystems in Alarmbereitschaft versetzt. Während alle körperlichen Aktivitäten, die nicht direkt dem Überleben dienen, wie etwa Hunger oder Müdigkeit, sofort »ausgeschaltet« werden, werden sämtliche physiologischen Prozesse aktiviert, die nötig sind, um der Bedrohung optimal begegnen zu können.

Die Drüsen schütten Stresshormone, wie insbesondere Adrenalin, Noradrenalin, Cortison und Cortisol, aus. Der Herzschlag beschleunigt sich, die Atmung wird schneller und flacher, und wir beginnen zu schwitzen. Die Blutgefäße verengen sich, und der Muskeltonus steigt. In Sekundenschnelle werden die Muskeln mit Sauerstoff und Zucker versorgt, um auf Flucht oder Kampf vorbereitet zu sein. Damit die Muskeln möglichst viel Blut zur Verfügung haben, wird die Verdauung heruntergeschaltet.

An sich ist dieses steinzeitliche Programm weder schlecht noch gesundheitsschädlich. Im Gegenteil: Es ermöglicht uns, hellwach auf Gefahren zu reagieren. Wichtig ist jedoch, dass nach der Stress- dann auch die Erholungsreaktion eintritt, sodass wir uns wieder entspannen können. Dazu wird der Parasympathikus aktiv – die Stresshormone und die Anspannungen in Körper und Seele werden wieder abgebaut. Doch während die Stressreaktion auch heute noch zuverlässig ausgelöst wird, sieht es mit der Erholungsreaktion leider oft schlecht aus.

Wenn Stress zum Dauerzustand wird

Auch, wenn es längst keine feindlichen Höhlenbewohner mehr gibt, die uns nach dem Leben trachten – an Belastungen mangelt es dennoch auch heute nicht. Mit den Zeiten haben sich die Stressoren natürlich geändert. Doch ob Säbelzahntiger oder Leistungsdruck, ob gegnerischer Krieger oder die Angst vor Arbeitslosigkeit – unser Stressmechanismus läuft noch genauso ab wie vor 100.000 Jahren. Im Gegensatz zu früher haben wir heute jedoch kaum noch die Möglichkeit, die Energie, die durch Stress produziert wird, durch Kampf oder Flucht – also durch Bewegung – zu verarbeiten. Zwar wären Bewegung und körperliche Anstrengung immer noch die natürlichsten und effektivsten Mittel, um Stress abzubauen, doch Bewegungsmangel ist heute leider ebenso verbreitet wie Gewichtsprobleme.

An sich sollten Stresshormone in unserem Organismus nur für kurze Zeit aktiv sein. Hält der Stress jedoch an, befinden sich Körper und Gehirn in einem andauernden Alarmzustand. Dieser Dauerstress führt dazu, dass die Energiespeicher des Körpers immer leerer werden.

Wird Stress nicht mehr abgebaut, entgleist unser Stoffwechsel. Dies hat unangenehme Folgen – sowohl für unsere Gesundheit als auch für unsere Figur. Vor allem aber leidet auch unsere Seele. Sind wir dauerhaft gestresst, so fühlen wir uns zunehmend lustlos und niedergeschlagen.

Cortisol und der dicke Bauch

In Stresssituationen spielen nicht nur unsere Gefühle, sondern auch unsere Hormone verrückt. Stress kurbelt die Cortisol- und Insulinproduktion an. In der Folge steigt unser Appetit auf Nahrungsmittel, die einen schnellen Energieschub für das Gehirn versprechen – und das sind in erster Linie Zucker und Fett. Wer jedes Mal dann zur Schokolade oder zur Pizza greift, wenn er im Stress ist, nimmt besonders leicht zu, denn das Stresshormon Cortisol hat es in sich: Cortisol sorgt dafür, dass ständig Energielieferanten in das Blut abgegeben werden, wodurch sowohl der Blutfett- als auch der Blutzuckerspiegel steigen.

In zahlreichen Tierversuchen konnte nachgewiesen werden, dass Tiere, die unter Stress stehen, deutlich schneller zunehmen als ihre entspannteren Artgenossen. Je höher der Cortisolspiegel der Versuchstiere war, desto mehr Fett wurde eingelagert – und zwar ausgerechnet im Bauchbereich.

Im Gegensatz zum direkt unter der Haut gelegenen subkutanen Fett ist das viszerale Bauchfett, das um die inneren Organe liegt, ein ernsthafter Risikofaktor für Diabetes, Herz-Kreislauf-Erkrankungen, Krebs und sogar Alzheimer.

Cortisol regt den Appetit an und weckt den Heißhunger, indem es die Insulinausschüttung aktiviert. Fatalerweise bleibt der Cortisolspiegel auch noch lange nach einer akuten Stresssituation erhöht und sorgt somit nachhaltig für Gewichtsprobleme. Dieser Teufelskreis lässt sich nur durchbrechen, indem wir entweder durch viel Bewegung dafür sorgen, dass Stress auf natürliche Weise abgebaut wird oder besser noch: indem wir unsere Gelassenheit trainieren und Stress somit gar nicht erst die Chance geben, unseren Stoffwechsel durcheinanderzubringen.

Das gefräßige Gehirn

Einer Forschungsgruppe rund um den Adipositasspezialisten Prof. Dr. Achim Peters gelang es vor wenigen Jahren nachzuweisen, dass ein entscheidender Schlüssel für die Entstehung von Übergewicht im Gehirn liegt. Gemäß Peters' »Selfish-Brain-Theorie« ist unser Gehirn ein ausgesprochener Egoist, dem die Energieversorgung von Muskeln und Organen bei Weitem nicht so wichtig ist wie seine eigene.

Gemessen an unserem Körpergewicht macht die Masse unseres Gehirns gerade mal rund zwei Prozent aus. Dennoch verbraucht das Gehirn gut 50 Prozent der Kohlenhydrate, die wir täglich zu uns nehmen. Wird der Löwenanteil der aufgenommenen Glukose ohnehin schon von unserem Gehirn verbraucht, so steigt sein Energiebedarf in Stressphasen noch einmal zusätzlich an. In Stressphasen kommt es zu Lieferengpässen, und unser Gehirn schreit geradezu nach mehr Energie. Dabei zieht es bis zu 90 Prozent Glukose aus dem Körper ab.

Natürlich können wir das »Schreien« unseres Gehirns nicht hören, wohl aber spüren wir die Unterversorgung im Oberstübchen: Unsere Stimmung sinkt in den Keller, wir sind gereizt, reagieren nervös und ungehalten. Jetzt muss schnell ein Energieschub her – am besten in Form eines kleinen, zuckerhaltigen »Energieriegels« oder gerne auch in Form einer ausgewachsenen Kalorienbombe. Psychologen sprechen bei dieser Art von Stressessen von »Comfort-Eating«. Und tatsächlich funktioniert diese Strategie unseres Gehirns auf den ersten Blick recht gut, da der schnelle Zuckerkick viele Stresssymptome zunächst lindert.

Natürlich kann unser Gehirn die zusätzlichen Kalorien nicht verbrauchen. Und leider schafft das auch unser Körper nicht. Denn obwohl er im Gegensatz zum Gehirn an sich dazu in der Lage wäre, haben die meisten von uns kaum die Zeit, eine Stunde lang Holz zu hacken oder regelmäßig eine ausgedehnte Joggingrunde zu drehen. Und so bleibt unserem Körper nur noch eine Möglichkeit – er legt Fettdepots an, und das Ergebnis können wir später auf der Waage oder im Spiegel »bewundern«.

Bei Belastungen und Stimmungstiefs zu Süßigkeiten zu greifen wird schnell zu einer Gewohnheit. Leider lässt sich diese Gewohnheit durch keine Diät der Welt durchbrechen. Die einzige Möglichkeit, diesen dick machenden Mechanismus zu stoppen, besteht darin, effektive Stressbewältigungsstrategien zu erlernen und diese konsequent anzuwenden.

Krank und dick! Die Folgen eines stressreichen Lebens

Dauerstress macht krank. Übergewicht ist nur eine mögliche Folge und bei Weitem nicht die dramatischste. Zu den Erkrankungen und Beschwerden, die nachweislich durch Stress mitverursacht werden können, gehören:

- Diabetes mellitus
- Herzerkrankungen bis hin zum Infarkt
- Bluthochdruck
- Arteriosklerose
- Hörsturz
- Gelenkschäden

- chronische Magen- und Darmerkrankungen
- bestimmte Formen von Krebs
- Stoffwechselerkrankungen wie Gicht
- Kopf- und Rückenschmerzen
- Schlafstörungen, Depressionen und Burn-out

Obwohl es für uns und sicher auch für unsere Freunde und Angehörigen weitaus wichtiger sein dürfte, dass wir gesund bleiben, als dass wir schlank sind, werden die Gesundheitsrisiken durch Übergewicht von vielen Menschen weniger ernst genommen als die ästhetischen Auswirkungen. Vielleicht liegt das daran, dass man die meisten chronischen Erkrankungen nicht sieht (zumindest nicht während der Entstehungsphase), ein dicker Bauch aber für alle deutlich sichtbar ist. Und das gilt erst recht, wenn unsere Gewichtsprobleme durch Stress verursacht werden; die Fettdepots, die dabei aufgebaut werden, zeigen sich dann nämlich vorwiegend in Form eines sich deutlich abzeichnenden Bierbauchs oder als Rettungsring um die Hüften.

Pommes frites und das Belohnungszentrum

Wie wir bereits gesehen haben, sind es die Stresshormone, und dabei vor allem das Cortisol, die dafür verantwortlich sind, dass wir bei Stress so leicht zunehmen. In Studien führten hohe Cortisolwerte dazu, dass die Probanden sogar dann deutlich an Gewicht zulegten, wenn sie gar nicht mehr aßen als die Teilnehmer der Kontrollgruppe. Dennoch ist Cortisol natürlich nicht der einzig Verantwortliche dafür, dass wir in turbulenten Zeiten besonders schnell zunehmen.

Aus eigener Erfahrung wissen wir es nur zu gut: Wir greifen vor allem dann zu Schokolade, Chips, Pizza oder Hamburgern, wenn wir im Grunde nach Ablenkung, Trost und Entspannung suchen.

Dauerstress beeinflusst unser Essverhalten maßgeblich – und dieses Verhalten hängt nicht zuletzt mit dem Belohnungszentrum in unserem Gehirn zusammen. Gerade wenn wir unter Zeitdruck stehen, essen wir auf die Schnelle gern mal eine Bratwurst, eine Portion Pommes oder greifen zu einem süßen Snack. Zeit ist ein Luxusgut geworden. Kein Wunder also, dass es immer schnell gehen muss: Schnell ins Internet, schnell die Kinder abholen, schnell über die Autobahn sausen und dazwischen schnell noch etwas essen.

Wenn wir unter Zeit- und Leistungsdruck stehen oder unter belastenden Gefühlen leiden, steigen sowohl die Cortisol- als auch die Insulinproduktion an. In der Folge bekommen wir mächtig Appetit – und zwar nicht etwa auf Salat, sondern auf Fett und Zucker, da diese Nahrungsmittel uns einen schnellen Energieschub versprechen. Sobald wir diese Substanzen zu uns nehmen, regen wir das Belohnungszentrum im Gehirn an. Das fühlt sich erst einmal wunderbar an, denn dabei werden Glückshormone wie Dopamin und Oxytocin ausgeschüttet. Und so tappen wir immer wieder in die gleiche Falle: Wann immer wir in Stress geraten, müssen wir ja nur schnell etwas Kalorienreiches essen – und schon fühlen wir uns besser.

Dumm ist nur, dass wir auf diese Weise geradezu esssüchtig werden können. Apropos »süchtig«: Auch bei der Entstehung von Süchten wie Nikotin-, Alkohol- oder Spielsucht kommt dem Belohnungszentrum im Gehirn eine Schlüsselrolle zu. Je öfter wir diesen Schlüssel zur »Problemlösung« jedoch benutzen, desto schwieriger wird es, nach gesünderen Alternativen suchen – und das gilt auch für das Thema Stressessen.

Um den positiven Gefühlskick aufrechterhalten zu können, hilft nur eines: Wir müssen immer wieder essen – mit leicht absehbaren Folgen für unser Gewicht. Noch fester schließt sich der Teufelskreis dadurch, dass unserem Körper durch den schnellen Griff zu Kalorienreichem genau das verwehrt wird, was er eigentlich so dringend bräuchte: lebenswichtige Nährstoffe. Statt der Vitamine gibt es leere Kalorien, statt frischer, hochwertiger Nahrung bekommt er Fast Food und industriell verarbeitete Nahrung. Kein Wunder also, dass unsere Heißhungerattacken auch infolge des Nährstoffmangels noch zusätzlich angekurbelt werden.

Entspannung mit Messer und Gabel

Im Gegensatz zu den klassischen Essstörungen wie Bulimie, Magersucht oder Binge Eating – so nennt man regelmäßig auftretende, extreme »Fressanfälle« – gehört emotionales Essen noch zu den harmlosen Varianten eines gestörten Essverhaltens. Allerdings ist emotionales Essen dafür auch viel weiter verbreitet. In gewisser Weise neigen wir alle zum emotionalen Essen, und letztlich ist die entscheidende Frage, in welchem Ausmaß wir davon betroffen sind.

Wir essen nicht nur, weil wir satt werden, sondern auch, weil wir uns wohlfühlen wollen. Schon als Säuglinge haben wir erfahren, dass wir mit der Muttermilch nicht nur physische Nahrung, sondern darüber hinaus auch Wärme und Geborgenheit bekommen. Als Kinder durften wir zur Belohnung etwas Leckeres naschen, wenn wir artig waren, oder wir bekamen ein paar Bonbons als Trost, wenn wir uns beim Spielen das Knie aufgeschlagen hatten.

> **Nahrung ist eng mit unseren Gefühlen verknüpft. Und so sind die meisten Menschen, die zu viel essen, im Grunde nicht so sehr auf der Suche nach körperlicher Sättigung als vielmehr auf der Suche nach Glück. Leider reicht jedoch selbst ein ganzer Kühlschrank voller Leckereien nicht aus, um uns wirklich glücklich zu machen.**

Wer das, wonach er sich aus tiefstem Herzen sehnt, nicht bekommt, der wird versuchen, diesen Mangel auszugleichen – und Essen bietet hier nun einmal eine einfache und nahe liegende Möglichkeit. Gewichtsprobleme haben daher eine Menge mit Stress und Emotionen zu tun. Ob wir nun essen, um uns zu belohnen, zu trösten, zu beruhigen, um wieder »runterzukommen« oder uns abzulenken – Stress und belastende Gefühle sind fast immer im Spiel, wenn wir zu viel essen.

Die wirklichen Ursachen für Gewichtsprobleme liegen nicht auf der Ebene der Kalorien oder des Stoffwechsels, sondern viel tiefer: im Bereich unserer Stimmungen und Gefühle. Und so ist es auch nicht verwunderlich, dass wir beim Essen leicht die Kontrolle verlieren. Essen findet oft unbewusst statt, nur die Folgen werden uns leider schmerzlich bewusst – etwa, wenn wir auf die Waage steigen oder die Knöpfe an unserer Jeans nicht mehr zu bekommen.

Ob Stressessen oder emotionales Essen – im Endeffekt geht es dabei immer um Kompensation, also um Ausgleich oder Ersatz. Den Stress, den wir in belastenden Phasen unseres Lebens erfahren, kompensieren wir durch Nahrungs- und Genussmittel, die eine emotional ausgleichende Wirkung haben. Gerade für Süßigkeiten sind wir dann besonders empfänglich. Ein hoher Blutzuckerspiegel pusht uns auf, und wir fühlen uns voller Energie. Doch schnell fällt der Blutzuckerspiegel wieder in den Keller und mit ihm unser Wohlbehagen. Stecken wir dann erst einmal wieder im Energieloch, müssen wir schnell wieder etwas essen. Das Ganze verschärft sich noch dadurch, dass Übergewicht leicht zu Unzufriedenheit führt, Unzufriedenheit Stress erzeugt, Stress uns hungrig macht … und so geht es immer weiter. Gefühle wie Einsamkeit, Stimmungstiefs, Trauer, Langeweile, Liebeskummer, Versagensängste oder Ärger können allesamt dazu führen, dass wir Essen immer wieder als Ersatz benutzen. Zum Beispiel als Ersatz für Geborgenheit, Gelassenheit, innere Ruhe und letztlich für Glück. Denn was immer wir auch tun – wenn Sie genau hinsehen, werden Sie bemerken, dass wir es vor allem aus einem Grund tun: Wir wollen glücklich sein!

Die Sehnsucht nach Gelassenheit

Wenn wir uns die Auswirkungen von Stress auf unser Essverhalten ansehen, sollten wir den Begriff Stress dabei sehr weit fassen. Wir wissen, dass Stress durch unterschiedliche Stressreize, sogenannte Stressoren, ausgelöst wird. Doch was verbirgt sich hinter diesem Mechanismus? Und was haben beispielsweise Emotionen wie Ärger mit Stress zu tun?

Tatsächlich tritt Stress immer dann auf, wenn wir auf eine Situation mit *Anspannungen* reagieren. Daher erzeugen nicht nur äußere Faktoren wie Konflikte oder Zeitdruck Stress, sondern auch negative Gefühle. Dabei ist es grundsätzlich egal, ob es sich um dramatische Gefühle wie Trauer oder Verzweiflung oder um scheinbare banale Gefühle wie Langeweile handelt, denn das Prinzip ist immer das gleiche: Wir wollen die Anspannung, unter der wir stehen, lösen. Wir sehnen uns nach Zufriedenheit und Gelassenheit. Stressprobleme sind Spannungsprobleme!

Schauen Sie sich dazu einmal die folgende Tabelle an:

A	B
Stress	Gelassenheit
Anspannung	Entspannung
Widerstand	Akzeptanz
Festhalten	Loslassen
Disharmonie	Harmonie
NEIN	JA
»Das will ich nicht!«	»Es ist okay, so wie es ist.«

Für viele Menschen ist der Konsum von kalorienreichen Speisen nichts anders als der unbewusste Versuch, von Spalte »A« zu Spalte »B« zu gelangen – von Stress zur Gelassenheit, von der Anspannung zur Entspannung, vom »Nein« zum »Ja«. Jeder von uns sehnt sich im Grunde nach Harmonie. Niemand steht gerne unter Strom. Niemand lebt gerne unter Zeitdruck oder genießt es, unter belastenden Gefühlen zu leiden.

Wenn Sie wissen wollen, ob oder wie sehr Sie unter Stress stehen, sollten Sie sich immer fragen, wie zufrieden oder unzufrieden Sie gerade sind. Ihre Zufriedenheit ist ein guter Gradmesser. Je gelassener Sie sind, desto zufriedener werden Sie auch sein und umgekehrt. Beobachten Sie sich einmal, wenn Sie gerade einen Heißhunger- oder Fressanfall haben. Fragen Sie sich in einem solchen Moment: »Was fehlt mir eigentlich wirklich? Für was ist Essen im Moment der Ersatz?« Finden Sie heraus, welche Faktoren die Anspannung, die Unzufriedenheit oder das Gefühl eines inneren Mannes bei Ihnen auslösen.

Hier sind einige Beispiele: Einsamkeit – Kummer – Sorgen – Langeweile – Angst – Schmerzen – Leistungsdruck – äußere Hektik – Erwartungen anderer – eigene Erwartungen – Perfektionszwang – Beziehungsprobleme – Konflikte – Diätstress – schlechtes Gewissen – Schuldgefühle – Ärger – Wut …

Machen Sie sich bewusst, dass emotionales Essen weder ein Fehler noch etwas »Schlechtes« ist. Im übermäßigen Essen kommt ja lediglich der Wunsch zum Ausdruck, Spannungen abzubauen und sich wieder gut zu fühlen. Dieser Wunsch ist sehr verständlich und gesund. Das Problem ist nicht unsere Sehnsucht, sondern die Strategie, die wir anwenden, um unsere Sehnsucht zu erfüllen. Wenn wir die falsche Strategie wählen, werden unsere Kompensationsversuche fehlschlagen, und es werden sich belastende Gewohnheiten entwickeln. Diese zwingen uns immer wieder zu Verhaltensweisen, die sich verhängnisvoll auf unsere Gesundheit und unser Aussehen auswirken.

Die beiden entscheidenden Frage lauten: »Was tue ich, um Spannungen und Stress abzubauen?« und »Gibt es eine bessere Alternative, die das Problem wirklich löst, statt noch mehr Probleme zu verursachen?«

Genau um diese Fragen geht es in diesem Buch. Falls Ihre Gewichtsprobleme mit Stress zusammenhängen, was sehr wahrscheinlich ist, dann sollten Sie Möglichkeiten finden, sich anders zu entspannen als durch Essen. Glücklicherweise gibt es diese Möglichkeiten, und wie Sie sehen werden, ist es gar nicht schwer, sie auch in die Praxis umzusetzen.

Das Geheimnis der Resilienz

Wäre es nicht wunderbar, wenn wir unser Leben ganz ohne Stress leben könnten? Oder wenigstens mit deutlich weniger Stress? Keine zermürbenden Streitereien mehr, keine Sorgenfalten auf der Stirn, keine schlaflosen Nächte und nie mehr das Gefühl, gehetzt zu sein – weder in der Freizeit noch im Beruf. Von der Wirkung auf unser Wohlbefinden und unsere Figur ganz zu schweigen: Würden wir nämlich nicht länger unter Spannung stehen, so könnten wir uns unsinnige Kompensationsversuche wie den Griff zur Zigarette oder zur Schokolade sparen.

Doch geht das überhaupt? Ist Leben ohne Stress möglich? Einerseits nein, andererseits schon:

- Einerseits nicht, weil wir das, was passiert, nun einmal nicht ändern können.
- Andererseits schon, weil das, was passiert, nicht notwendigerweise dazu führen muss, dass wir darauf gestresst reagieren.

Die Meetings, die Zahnarzttermine, die ungespülten Geschirrberge oder die Einkäufe, die erledigt werden müssen – all diese Dinge gehören zum Leben. Sofern wir uns nicht entscheiden ins Kloster zu ziehen, werden wir auch in Zukunft mit vielen Anforderungen konfrontiert sein (und selbst im Kloster müssten wir den Hof kehren und die Beete jäten).

Aber: Niemand zwingt uns, auf Herausforderungen mit Anspannungen zu reagieren! Nicht jeder reagiert auf Belastungen mit Schweißausbrüchen oder mit negativen Gefühlen wie Ärger, Wut, Angst oder Frust. Sicher haben Sie auch schon beobachtet, dass manche Menschen schon beim kleinsten Anlass unter Strom stehen, während andere sich selbst von größeren Katastrophen nicht sonderlich aus der Ruhe bringen lassen.

Woran liegt das? Ist das Typsache? Sicher auch – aber sicher nicht nur. Schon vor knapp 2.000 Jahren wusste das der Philosoph Epiktet, als er schrieb: »*Nicht die Dinge selbst beunruhigen den Menschen, sondern ihre Meinungen und Urteile über die Dinge.*« Und der US-Psychologe Richard Lazarus konnte vor rund 30 Jahren auch wissenschaftlich nachweisen, dass es nicht die Stressreize an sich sind, die unseren Stress erzeugen, sondern vielmehr unsere Reaktionen und Bewertungen. Mit anderen Worten: Stress entsteht zu einem großen Teil in unserem Kopf.

Stressauslöser wie Zeitdruck, Lärm, Arbeitsplatzveränderungen oder Beziehungsprobleme sind deswegen natürlich keine Illusion. Dennoch ist Stress immer ein individuelles Problem, denn ob wir eine Situation als Bedrohung oder als Herausforderung, als Katastrophe oder als Bagatelle ansehen, das hängt einzig von unserer Bewertung ab. Was immer das Leben also an unangenehmen Überraschungen für uns bereithalten mag – wenn es um unsere Reaktion geht, haben wir immer noch ein entscheidendes Wörtchen mitzureden.

Unser Denken beeinflusst unsere Gefühle, und Denken und Fühlen bestimmen unser Handeln. Oft wird unser Bewusstsein jedoch von alten Mustern dominiert. Beispielsweise reagieren wir auf eine Auseinandersetzung mit einem dominanten, unverschämten Chef mit einer Mischung aus Ärger und Furcht. Und dieser Gefühlscocktail verführt uns später dazu, eine Riesenportion Eis mit Sahne zu essen, um »wieder runter zu kommen«. Doch dieser Ablauf ist kein Muss! Wir haben immer eine Wahl, da selbst hartnäckige Muster nicht in Stein gemeißelt sind.

Sie können jederzeit wählen. Sie können lernen, Ihre Reaktionen zu verändern und Stress dadurch besser zu managen.

Wenn wir den Teufelskreis zwischen Stress, emotionalem Essen und Übergewicht durchbrechen wollen, hilft uns Willenskraft nicht weiter. Der Schlüssel zur Veränderung lautet »Resilienz«. Darunter versteht man die psychische Widerstandskraft gegen Stress und Belastungen.

Unsere Resilienz entscheidet darüber, ob wir Herausforderungen positiv oder negativ begegnen, ob wir auch in Krisenzeiten gelassen bleiben oder schon bei den kleinsten Schwierigkeiten in Stress geraten. Ursprünglich wurden vor allem jene Menschen als »resilient« bezeichnet, die selbst extreme Lebenskrisen wie schwere Erkrankungen, Arbeitslosigkeit oder den Verlust Nahestehender überstanden, ohne daran zu zerbrechen. Später wurde der Begriff dann immer mehr auf Menschen ausgeweitet, die auch alltäglichen Belastungen wie beispielsweise beruflichen Problemen mit einer starken Widerstandskraft begegnen.

Resiliente Menschen haben verinnerlicht, dass sie selbst großen Einfluss auf ihr Leben haben und dies bewusst gestalten können. Statt auf ein günstiges Schicksal zu hoffen, nehmen sie das Steuer lieber selbst in die Hand.

Auch, wenn unsere Gene und unsere Umwelt eine große Rolle bei der Entwicklung einer gesunden Resilienz spielen – als Erwachsene können wir diese seelischen Abwehrkräfte ständig weiterentwickeln. Einige wirkungsvolle Methoden werden Sie im Praxisteil finden. Vorab verraten wir Ihnen jedoch schon einmal ein paar effektive Maßnahmen, die die Resilienz stärken:

So stärken Sie Ihre Resilienz

- Entwickeln Sie Ihre Achtsamkeit.
- Versuchen Sie, auftauchende Schwierigkeiten nicht als unlösbare Probleme zu bewerten. Öffnen Sie Ihren Blick stattdessen für neue Möglichkeiten. Ändern Sie die Perspektive. Arbeiten Sie mit den »Mantras der Gelassenheit« (siehe Seite 99).
- Suchen Sie Freunde, die Sie verstehen und unterstützen. Gehen Sie auf andere Menschen zu. Knüpfen Sie soziale Netze.
- Lernen Sie, das, was ist, so zu akzeptieren, wie es ist. Kämpfen Sie nicht gegen das Unvermeidliche an, sondern lenken Sie Ihre Energien auf das, was Sie wirklich verändern können. Lassen Sie den Dingen ihren Lauf. Geben Sie die Kontrolle aus der Hand, lassen Sie los.
- Öffnen Sie sich für neue Erfahrungen. Wagen Sie neue Abenteuer.
- Beschäftigen Sie sich mit Ihren Zielen. Definieren Sie mindestens drei wichtige Ziele und überprüfen Sie, ob es sich dabei auch wirklich um Herzensziele handelt. Formulieren Sie diese Ziele in Form einer klaren Entscheidung: »Ich will, ich kann und ich werde X erreichen/tun.«

Stressfrei (und) schlank

Die Kunst, stressfrei zu leben, kann – wie jede Kunst – erlernt und geübt werden. Und das lohnt sich auch für die Gewichtsreduktion, denn der Schlüssel zum Wunschgewicht liegt in der Fähigkeit, typische Stressreaktionen zu vermeiden. Sie können zwar vor Belastungen weglaufen, indem Sie zu Zigaretten, Alkohol, Beruhigungstabletten oder eben auch zu XL-Hamburgern mit Pommes greifen; doch die Anspannung, die Sie dadurch kurzfristig etwas mildern mögen, wird schnell wieder da sein. Und was dann? Immer weiter rauchen oder trinken?

Oder immer mehr essen und im Laufe der Zeit immer mehr zunehmen? Das kann sicher nicht die Lösung sein. Leider verschlimmern Diäten die Lage, da sie meist als belastend empfunden werden und ihrerseits noch mehr Spannungen erzeugen. Doch können Diäten nicht wenigstens dabei helfen, Übergewicht abzubauen? Immerhin versprechen viele Modediäten ja schnelle Gewichtsverluste in kurzer Zeit.

Aus mehreren Gründen ist auf Diäten leider kein Verlass:

1. Diäten funktionieren nicht. Megastudien aus den USA bestätigen das. Nach Eintritt des Jo-Jo-Effekts hatten die Versuchsteilnehmer, die sich unterschiedlichsten Diäten unterworfen hatten, ausnahmslos mehr zugenommen als die Teilnehmer der diätfreien Kontrollgruppe.

2. Diäten machen keinen Spaß. Wer beim Essen ständig an den Kaloriengehalt denken und seine Nahrung laut Nährwerttabelle in »gut« und »schlecht« einteilen muss, verliert den Kontakt zur Stimme in seinem Inneren und damit auch den Kontakt zu seiner Körperintelligenz. Diäten verderben uns jede Freude am Essen und sind emotionale Killer. Abnehmen funktioniert nicht, indem wir uns das Genießen abgewöhnen – ganz im Gegenteil.

3. Diäten lösen das eigentliche Problem nicht. Emotionales Essen hat etwas mit Gefühlen zu tun. Um die Kalorien geht es dabei nur vordergründig. Sie können belastende Gefühle und Situationen nicht dadurch auflösen, indem Sie weniger tierische Fette oder mehr Vitamin C zu sich nehmen. Das größte Problem an Diäten ist, das keine von ihnen dem Hunger gewachsen ist, der aus unserer Seele kommt.

4. Diäten erzeugen auch auf physiologischer Ebene Stress. Dem Körper werden schlagartig Nährstoffe entzogen, weshalb viele Diäten gar nicht so gesund sind, wie sie tun. Und natürlich stressen Diäten uns auch psychisch. Der Verzicht auf alles, was schmeckt, mutet wie eine Bestrafung an. Strenge Diätpläne erfordern einen großen Aufwand im Alltag, und es ist daher sehr wahrscheinlich, dass wir scheitern und dem Erfolgsdruck nicht standhalten. Folglich fühlen wir uns als Versager und mit unserer Laune geht es steil bergab.

Falls auch Sie typische Diätprobleme bereits am eigenen Leib erfahren mussten, ist das vermutlich frustrierend. Schlecht ist es aber genau genommen nicht, denn immerhin wissen Sie jetzt schon mal, welcher Weg *nicht* funktioniert. Und so bleibt die Frage: Was ist die Alternative? Es ist nicht schwer, die Antwort zu erraten. Ein Blick auf den Titel dieses Buches genügt: Nutzen Sie die Kraft der Entspannung und der Gelassenheit, um stressfrei schlank oder genauer gesagt stressfrei und dadurch schließlich schlank zu werden.

Gelassen läuft's

Mit der Brechstange lassen sich Lebens- und Ernährungsgewohnheiten nicht verändern, da äußere Maßnahmen immer zu kurz greifen. Sie können Ihr Körpergewicht nicht dauerhaft reduzieren, solange Sie nur an der Oberfläche ansetzen. Stattdessen müssen Sie etwas in sich selbst verändern.

Die Lösung besteht darin, zwei Fliegen mit einer Klappe zu schlagen. Im Folgenden werden wir Ihnen einen Weg zeigen, der sowohl zum Wohlfühlgewicht und einer gesünderen Lebensweise als auch zu innerem Gleichgewicht und mehr Lebensfreude führt. Die einzelnen Streckenabschnitte werden Sie dabei Schritt für Schritt kennenlernen. Hier sind schon einmal die wichtigsten in Kurzform:

- **Richtig entspannen**

  Stress verursacht Anspannung und Anspannung erhöht den Stress noch mehr. Das Heilmittel, das Sie aus diesem Teufelskreis herausführt, lautet »Entspannung«. Gelassenheit ist ohne Entspannung nicht möglich; umgekehrt führt Entspannung automatisch zu mehr Gelassenheit. Daher werden Sie in den Praxiskapiteln vor allem Methoden kennenlernen, durch die Sie Körper und Seele effektiv entspannen können.

- **Achtsamer werden**

  Indem Sie Ihre Achtsamkeit entwickeln, wachen Sie mehr und mehr auf, statt sich von Ihrem Autopiloten und Ihren Gewohnheiten leiten zu lassen. Der Autopilot-Modus ist schuld daran, dass Sie immer wieder wie ferngesteuert handeln und dabei alten Mustern folgen; Sie tun dann automatisch Dinge, die Sie anschließend oft bereuen – beispielsweise eine ganze Tafel Schokolade am Stück zu verschlingen.

  Durch Achtsamkeit können Sie zwei häufigen Dickmachern begegnen, nämlich sowohl oberflächlichem als auch zu hastigem Essen: Sind wir beim Essen abgelenkt und zerstreut, dann essen wir meist viel zu viel, da wir gar nicht merken, wie die Gabel immer wieder zum Mund wandert. Und wenn wir unsere Mahlzeiten eilig hinunterschlingen, essen wir ebenfalls viel mehr, als wenn wir sie in Ruhe genießen.

- **Seinen Körper besser spüren**

  Viele Gewichtsprobleme werden dadurch verursacht, dass wir zu sehr in unserem Kopf und zu wenig in unserem Körper sind. Stress entsteht wie gesagt vor allem im Kopf. Je mehr wir grübeln, uns auf sorgenvolle Gedanken einlassen oder ständig beurteilen und verurteilen was geschieht, desto größer ist die Wahrscheinlichkeit, dass Stress uns das Leben schwer macht. Doch auch, wenn Stressreaktionen im Kopf entstehen, so wirken sie sich immer auch auf den Körper aus. Den eigenen Körper zu spüren, ihn zu entspannen und achtsam wahrzunehmen – das alles hilft sehr dabei, sich wieder besser zu erden und sein Gleichgewicht wiederzuerlangen. Wer seinen Körper gut spürt, kann gar nicht anders, als maßvoll zu essen. Durch gezielte Übungen werden Sie schnell herausfinden, welche Art von Nahrung Ihr Körper braucht und welche Menge die richtige ist. Und sicher werden Sie sich wundern, wie wenig Sie im Grunde brauchen, um sich satt zu fühlen.

- **Seine Gefühle meditativ erforschen**

  Der Königsweg zur Gelassenheit ist die Meditation. Aber was hat Meditation mit Abnehmen zu tun? Sehr viel, denn unser geistiger Zustand hängt eng mit unserem körperlichen zusammen. Meditation hilft uns, Abstand zu unseren Sorgen, Problemen und Urteilen zu finden. Dadurch entwickeln wir die Fähigkeit, in uns selbst zu ruhen. Wir ruhen »an unserer Quelle«, wie es im Fernen Osten so passend heißt. Und dabei lernen wir, uns innerlich zu nähren.

Bei der Meditation, die Sie in diesem Buch kennenlernen, geht es darum, seine Gefühle zu erforschen. Es ist sehr wertvoll, herauszufinden, welche Gefühle unser Essverhalten prägen. Ebenso ist es sehr wertvoll, zu erkennen, dass unsere Gefühle zu uns gehören, dass sie da sein dürfen und dass unsere Aufgabe darin besteht, sie auch anzuerkennen.

Durch jede Art von Meditation können wir im Laufe der Zeit die Erfahrung machen, dass innerer Mangel nur eine Illusion ist. Tritt das Gefühl von seelischem Hunger aber erst einmal nicht mehr auf, so müssen Sie diesen auch nicht (vergeblich) mit Kalorienbomben stillen. Durch Meditation löst sich schädliches Verhalten – und dazu gehören auch Essstörungen im weitesten Sinne – mit der Zeit wie von selbst in Luft auf.

- **Negative Glaubenssätze löschen**

  Auch unsere eigenen Gedanken sind mit Schuld daran, wenn wir zu viel wiegen. Vor allem dann, wenn wir von negativen Glaubenssätzen gesteuert werden, wirkt sich unser Denken schädlich auf unseren Körper und unsere Figur aus. Im Praxiskapitel werden Sie eine einfache Methode kennenlernen, Ihren Geist von krank- und dickmachenden Gedankenmustern zu befreien.

Wenn Du es eilig hast, mache einen Umweg

Bevor Sie mit der Praxis beginnen, wollen wir das Wesentliche noch einmal zusammenfassen:

1. Nur wenn wir lernen, gelassener, entspannter und achtsamer zu leben, können wir körperliche und seelische Anspannungen langfristig lösen.
2. Gelassenheit, Entspannung und Achtsamkeit fallen nicht vom Himmel. Diese Fähigkeiten können jedoch systematisch trainiert und entwickelt werden. Jeder von uns ist dazu in der Lage.
3. Bei allen Methoden im Praxisteil handelt es sich um Übungen, die dazu dienen, die eigene innere Haltung zu verändern und seinen Alltag zu »entstressen«.

4. Die Techniken führen nur dann zum Erfolg, wenn Sie sich bewusst dafür entscheiden sie anzuwenden und diszipliniert vorgehen. Diszipliniert heißt aber nicht, dass Sie Ihren Willen anstrengen oder die Zähne zusammenbeißen müssten. Diszipliniert zu sein heißt lediglich, dass Sie die Übungen eben einfach machen – regelmäßig und unabhängig von Ihrer momentanen Lust und Laune. Da alle hier beschriebenen Methoden einfach sind und spürbar gut tun, wird es Ihnen leicht fallen, bei der Stange zu bleiben.

Gelassenheit ist Übungssache. Das Auflösen alter Ess- und Denkmuster ebenso. Doch ganz egal, ob Sie eine neue Sprache lernen oder ob Sie lernen wollen, gelassener zu leben – die Bedingung für den Erfolg ist immer, dass Sie auch wirklich üben. Bleiben Sie dabei geduldig (auch das ist bereits eine gute Gelassenheitsübung), auch oder gerade dann, wenn es einmal nicht so gut läuft. Am Ende werden Sie Ihr Ziel erreichen!

Vielleicht fragen Sie sich jetzt, warum Sie Ihre Zeit mit Entspannungs- und Achtsamkeitsübungen verschwenden sollen. Vielleicht wollen Sie ja einfach nur zehn Kilo abnehmen. Wäre es da nicht besser, seinen Speiseplan radikal umzustellen und Kalorien zu reduzieren? Auf den ersten Blick mag das stimmen. Aber inzwischen wissen Sie auch, dass strenge Diäten langfristig nie ans Ziel führen. Auch, wenn Sie es noch so eilig haben: Am schnellsten und sichersten erreichen Sie Ihr Ziel oft, wenn Sie einen Umweg machen. Der Umweg über mehr Achtsamkeit und Gelassenheit lohnt sich auf jeden Fall, denn er tut Körper und Seele gut.

Kleine Veränderungen im Inneren können große Veränderungen im Äußeren bewirken. Wenn Sie Ihre Gelassenheit entwickeln,

- lernen Sie, genauer hinzusehen, was Sie wirklich brauchen,
- gibt es keinen Grund mehr für Sie, zu viel und/oder zu schnell zu essen,
- können Sie zu Ihren sinnlichen Erfahrungen zurückkehren und Kontakt zum Hier und Jetzt aufnehmen – und das nicht nur beim Essen,
- lernen Sie die Botschaften, die Ihr Körper Ihnen sendet, besser zu verstehen,
- müssen Sie Essen nicht länger als Mittel zur Entspannung gebrauchen, da Sie über viel bessere Möglichkeiten verfügen.

Kein Stress – kein Fett! Strategien für eine neue Leichtigkeit

Gelassen bleiben und in sich ruhen – das klingt zu schön, um wahr zu sein. Und sicher wäre es auch wunderbar, sich selbst besser zu spüren und seinem Körper ganz nahe zu sein. Oder aus alten Fressmustern auszubrechen und neue Möglichkeiten zu entdecken, mit Stress umzugehen als durch Essen. Die Frage ist nur: Wie macht man das?

Die zwei Methoden, die hierbei mit Abstand am wirkungsvollsten sind, sind Entspannung und Achtsamkeit. Auch, wenn diese beiden Begriffe banal klingen mögen – in die Praxis umgesetzt entwickeln sie sich zu außerordentlich machtvollen Instrumenten. Dabei helfen Entspannung und Achtsamkeit nicht nur, dem Stress Lebewohl zu sagen, sondern auch ausgeglichener und sogar glücklicher zu werden.

Das Wunder der Entspannung

»Jetzt entspann dich doch mal!« Haben Sie diesen Satz nicht auch schon zu hören bekommen? Und ging es Ihnen dabei nicht auch so, dass er Sie nur noch mehr auf die Palme gebracht hat? Verständlich wäre das, denn Entspannung kann man nicht einfach so »machen« – und schon gar nicht auf Befehl. Zum Glück heißt das aber nicht, dass man Entspannung nicht lernen könnte; das kann man nämlich durchaus. Selbst, wenn Sie das Gefühl haben sollten, ständig angespannt oder verspannt zu sein und nie richtig abschalten zu können, ist Entspannung immer in Reichweite. Die Fähigkeit zu entspannen ist nur eine Frage der richtigen Methode, und davon gibt es viele: Ob Yoga, autogenes Training, PMR oder Meditation – es mangelt nicht an Möglichkeiten, aus dem täglichen Stresskarussell auszusteigen. Jeder dieser Wege kann zum Ziel führen, wenn wir nur bereit sind, ihm konsequent zu folgen. Und das lohnt sich:

Wenn Sie lernen, sich tief zu entspannen

- stärken Sie Ihr Immunsystem,
- beugen Sie Herz- und Kreislauferkrankungen vor,
- werden Sie seltener an Kopf-, Nacken- oder Rückenschmerzen leiden,
- können Sie sich leichter von Ängsten und Sorgen befreien und besser schlafen,
- werden Sie sich rundum wohler fühlen und mehr Energie haben,
- wird sich Ihr Essverhalten und damit auch Ihr Gewicht normalisieren.

Wie wichtig ein gutes Stressmanagement und die Fähigkeit, sich jederzeit entspannen zu können, für Körper und Seele sind, das haben Mediziner und Psychologen längst erkannt. Auch in Therapiekonzepten für Adipöse, also für Menschen mit extremem Übergewicht, kommt dem Stressmanagement eine immer größere Bedeutung zu.

Um schädlichen Stressreaktionen entgegenzuwirken, genügt es oft schon, kleine Inseln der Entspannung in den Alltag einzubauen: Ein Spaziergang durch den Park, eine heiße Badewanne, eine Tasse Tee oder ein gutes Buch auf dem Sofa – alle diese kleinen Anti-Stress-Tricks können sehr wirkungsvoll sein, weshalb Sie sie möglichst oft anwenden sollten. Auf lange Sicht bekommen Sie das Problem Stress allerdings nur dann in den Griff, wenn Sie eine bewährte Entspannungstechnik erlernen. Im Folgenden werde ich Ihnen eine einfache Kurzform der Progressiven Muskelrelaxation (PMR) zeigen. In Kombination mit den anderen Übungen hilft Ihnen diese Technik, Spannungen in kürzester Zeit loszulassen und Gelassenheit zu entwickeln.

Die verwandelnde Kraft der Achtsamkeit

In unseren beiden Büchern *»Schlank durch Achtsamkeit«* und *»Achtsam abnehmen – 33 Methoden für jeden Tag«* haben wir das Prinzip der Achtsamkeit ausführlich beschrieben. Vor allem haben wir gezeigt, inwiefern Achtsamkeit dabei hilft, sein Essverhalten auf sanfte Weise zu verändern und damit seine Gewichtsprobleme in den Griff zu bekommen.

Inzwischen ist der Begriff »Achtsamkeit« in aller Munde. Achtsamkeitsbasierte Methoden und Therapieformen werden eingesetzt, um belastende Gefühle zu verarbeiten, Stress abzubauen, chronische Schmerzen zu lindern oder auch um Ängste, Depressionen und Burn-out zu behandeln.

Achtsamkeit hilft unter anderem dabei, Suchtverhalten zu durchbrechen. Im weitesten Sinne gehören aber auch emotionales Essen und Stressessen zu Varianten des Suchtverhaltens. Daher verwundert es nicht, dass Achtsamkeitsübungen dabei helfen, Übergewicht abzubauen.

Während Achtsamkeitstechniken zur Bekämpfung von Gewichtsproblemen in den USA schon lange gang und gäbe sind, werden sie hierzulande bisher selten eingesetzt. Das ist schade, zumal Achtsamkeit nicht nur leicht zu erlernen, sondern auch sehr wirkungsvoll ist.

Neben Entspannungsübungen sind es vor allem Achtsamkeitstechniken, die langfristig zu einer Entkoppelung von Stress und emotionalem Essen führen. Dabei hilft Achtsamkeit nicht nur, Stress abzubauen, sondern ist zum anderen auch ein wirksames Mittel gegen fehlgesteuerte Essmuster. Doch warum funktioniert das überhaupt?

Ganz einfach: Übergewicht entsteht, weil wir unbewusst essen. Wir verdrücken ganze Chipstüten, während im Fernsehen der Krimi läuft; wir sitzen vor einem großen Eisbecher, während wir im Kopf schon die Probleme der nächsten Woche zu lösen versuchen; wir stopfen eine XXL-Pizza in uns hinein, während wir frustriert an einen Streit mit unserem Partner oder Ärger im Büro denken. Immer und immer wieder verpassen wir so den Moment, in dem wir leben.

Statt in der wirklichen Welt, im Hier und Jetzt zu sein, sind unsere Gedanken bei dem, was war oder bei dem, was möglicherweise alles in Zukunft passieren wird. Wir wälzen Probleme oder denken über Alltägliches nach, beantworten E-Mails oder lesen Zeitung – und all das tun wir, während wir zugleich eine beachtliche Menge an Kalorien aufnehmen.

Solange wir nicht wirklich wissen, was wir tun, werden wir es auch nicht bemerken, wenn wir das Falsche tun.

Jeder von uns kann achtsam sein. Achtsamkeit ist einfach nur die Fähigkeit, innezuhalten und seine Aufmerksamkeit entspannt auf die gegenwärtige Erfahrung zu lenken. Zum Beispiel auf die Erfahrung, eine Gabel in der Hand zu halten, das Aroma einer Tomatensauce einzuatmen oder den Geschmack von Erdbeeren auf der Zunge auszukosten. Oder von Crème Caramel. Denn nicht die Crème Caramel verursacht unsere Probleme, sondern die Tatsache, dass wir nicht wirklich voll und ganz bei der Sache sind. Wir essen die Nachspeise, doch wir vergessen dabei leider, unsere Sinne mit an den Tisch zu nehmen.

Achtsamkeit lenkt unser Bewusstsein auf das, was ist. In jedem Moment, in dem wir achtsam sind, handeln wir wach und bewusst, statt ferngesteuert und nebenbei. In jedem Moment der Achtsamkeit

- spüren wir wirklich, dass wir lebendig sind,
- genießen wir unser Leben (und unser Essen) mit allen Sinnen,
- fällt es uns leichter, Belastendes loszulassen und den Dingen ihren Lauf zu lassen.

Drei wichtige Regeln

An sich ist es sehr einfach, achtsam zu sein. Im Grunde geht es nur darum, einmal innezuhalten, die Aufmerksamkeit auf sich selbst zu lenken und zu beobachten, was im gegenwärtigen Augenblick passiert.

Wollen Sie es einmal ausprobieren?

Lenken Sie Ihre Achtsamkeit doch einmal auf Ihre Hände. — Denken Sie nicht über die Hände nach, sondern versuchen Sie einfach nur zu spüren, was Sie dort im Augenblick spüren können. — Spüren Sie, wie Ihre Hände das Buch halten. — Spüren Sie das Papier in Ihren Handflächen? Und wie fühlen sich die Fingerkuppen an? — An welchen Stellen haben Ihre Hände Kontakt zum Buch? — Sind Ihre Hände warm oder kalt? Sind sie entspannt oder angespannt? — Können Sie vielleicht bestimmte Empfindungen wie Kribbeln, Jucken oder Schmerzen wahrnehmen?

Lenken Sie Ihre Achtsamkeit nun kurz auf die Geräusche. — Die Geräusche im Zimmer oder von außerhalb des Zimmers. — Was hören Sie im Augenblick? — Vielleicht Stimmen, Autogeräusche, Vögel oder das Summen des Kühlschranks?

Wie Sie sehen, ist es keine große Kunst, achtsam zu sein. Soeben haben Sie Ihre Achtsamkeit auf Ihre Hände und anschließend auf die Geräusche in Ihrer Umgebung gelenkt. Beim achtsamen Essen – der Hauptübung, die wir Ihnen gleich zeigen werden – lernen Sie, Ihre Achtsamkeit auf alle Erfahrungen zu lenken, die unmittelbar im Zusammenhang mit dem Essen auftauchen.

Obwohl es wie gesagt kinderleicht ist, achtsam zu sein, gibt es doch auch einige Punkte, die Sie dabei beachten sollten. Dazu gehört vor allem, dass Achtsamkeit wie eine Blume ist, die regelmäßig gegossen werden muss. Sie können Ihre Achtsamkeit nur dann verfeinern und entwickeln, wenn Sie möglichst oft innehalten und Ihr Bewusstsein durch gezielte Fragen in den gegenwärtigen Moment »holen«. Fragen, die sich gut dazu eignen, lauten beispielsweise:

- »Was ist jetzt?«
- »Was passiert gerade – was sehe, spüre und schmecke ich?«
- »Wie fühle ich mich gerade, und wie fühlt sich mein Körper an?«
- »Welche sinnlichen Erfahrungen kann ich in diesem Augenblick machen?«

Es ist ganz normal, dass wir über weite Strecken immer wieder unachtsam handeln werden. Wichtig ist nur, dass wir jedes Mal zur Erfahrung der Achtsamkeit zurückkehren, sobald wir das bemerken. Und das geht tatsächlich in jedem Augenblick unseres Lebens.

Die Tür, die uns nach innen führt, steht immer offen. Manchmal ist sie nur angelehnt, und dann müssen wir ihr einen kleinen Stoß geben.

Neben der Bereitschaft, sich immer wieder auf das Wunder der Achtsamkeit einzulassen, gibt es einige Grundprinzipien der Achtsamkeit. Die wichtigsten drei sind »Nichtwerten«, »Sammlung« und »Mitgefühl«.

Nicht werten, nicht urteilen

Im Gegensatz zu bloßer Aufmerksamkeit ist bei der Achtsamkeit entscheidend, dass wir nicht werten sollten, was wir wahrnehmen. Das ist gar nicht so leicht, wie es scheint, da wir von Kindheit an daran gewöhnt sind, alles und jeden zu bewerten – uns selbst inklusive. Das ständige Beurteilen und Verurteilen, das ständige Einteilen in »gut« und »böse« steht unserem klaren Blick jedoch im Wege und färbt das, was wir erleben, allzu schnell emotional ein.

Wir können sehr viel mehr Raum für unser Erleben schaffen, wenn es uns gelingt, offen zu bleiben. Das heißt, dass wir bewusst davon absehen sollten, unsere Erfahrungen zu bewerten.

Auf diese Weise sehen wir nicht nur klarer, was passiert, sondern zugleich lernen wir, gelassener mit uns selbst und unserer Umwelt umzugehen. Jedes Mal, wenn wir uns, unsere Nahrung oder die Menschen um uns herum bewerten (und insbesondere abwerten), engen wir unsere Sicht auf das, was wirklich ist, dadurch ein.

Durch unsere Urteile machen wir es uns einfach, da wir alle Erfahrungen sogleich in unsichtbare Schubladen stecken, auf denen Aufkleber wie »gesund«, »lästig«, »schön«, »ungesund« oder »geht gar nicht« kleben. Doch in dem Augenblick, in dem unsere Erfahrung in der Schublade unserer vorgefertigten Meinungen landet, verliert sie ihre Lebendigkeit und ihre Kraft.

Wie aber schaffen wir es, nicht zu werten? Zunächst sollten wir uns darüber im Klaren sein, dass das nicht von heute auf morgen gelingt. Wir brauchen Geduld und müssen bereit sein, uns immer wieder von unseren Urteilen und Meinungen zu verabschieden. Statt alles, was passiert, zu bewerten und in unserem Kopf zu kommentieren, richten wir einfach nur unsere offene Achtsamkeit darauf. Wir nehmen die Sichtweise des neutralen Beobachters ein.

Mit der Zeit werden wir uns immer öfter dabei ertappen, dass wir werten und kommentieren, etwa durch Formulierungen wie »Das darf man nicht.«, »Das ist ungesund.«, »Wie kann man/ich nur.«, »Ich bin ein Versager.« oder »So etwas sollte man nicht tun/essen.«. Die Sätze, die uns dabei helfen, eine urteilsfreie Perspektive einzunehmen lauten dagegen »So, wie es ist, so ist es eben.« oder »Sieh an – das ist ja interessant.« oder auch »Es ist okay, so wie es ist und darf so sein.«

Gesammelt und konzentriert bleiben

Richtig ausgeführt werden Achtsamkeitsübungen immer dazu beitragen, uns zu zentrieren und in unsere Mitte zurückzutragen. Jede Technik, die auf Achtsamkeit basiert, hat einen meditativen Aspekt. Aus diesem Grund helfen uns diese Übungen auch dabei, im Laufe der Zeit Ruhe und Gelassenheit zu entwickeln. Ruhe und Geduld sind wichtig, damit wir uns mehr und mehr von unserem Problemdenken verabschieden können.

Unsere Probleme sind nämlich gar nicht wichtig – jeder Mensch hat ständig Probleme. Wir verschwenden viel Energie, wenn wir von morgens bis abends damit beschäftigt sind, unsere Probleme lösen zu wollen.

Sammlung und Konzentration sind so ziemlich genau das Gegenteil. Die Beschäftigung mit Problemen zerstreut unsere Gedanken, während Achtsamkeitsübungen unseren Geist konzentriert und klar werden lassen.

Wichtig ist, dass Sie beim Üben gesammelt bleiben. Es ist nicht schwierig, sich zu konzentrieren. Sobald Sie Ihre Achtsamkeit sanft, aber entschieden auf das Objekt Ihrer Wahrnehmung lenken, werden Sie ganz von selbst konzentriert und gesammelt sein.

Beim achtsamen Essen geht es darum, dass Sie Ihre Achtsamkeit auf alle Erfahrungen richten, die mit dem Essen zusammenhängen – darauf, wie Ihre Mahlzeit aussieht, wie das Aroma ist, wie jeder einzelne Bissen schmeckt oder auch darauf, ob Sie gerade oder krumm sitzen, ob Sie im Stehen oder Sitzen essen oder welche Gefühle gerade vorherrschend sind.

Für Achtsamkeitsmethoden gilt: Nicht das, was stört (das Problem) ist wichtig, sondern das, was ist (die Erfahrung). Diese Erkenntnis beim Essen umzusetzen ist eine Herausforderung. Gerade für Menschen mit Übergewicht ist das Thema Ernährung meist sehr problembeladen. Umso mehr lohnt es sich jedoch, den Blick zu öffnen – geduldig, gesammelt und ganz ohne Stress.

Mitfühlend und freundlich sein

Die dritte Regel besagt, dass wir bei Achtsamkeitsübungen mitfühlend sein sollten. Oft gehen wir alles andere als freundlich und einfühlsam mit uns um, und das gilt erst recht, wenn wir mit unserem Aussehen oder unserer Figur unzufrieden sind. Zu den schönsten Erfahrungen, die Teilnehmer von MBSR-Kursen machen (MBSR steht für »Mindfulness Based Stress Reduction« und wird bei uns meist als »Stressbewältigung durch Achtsamkeit« bezeichnet), gehört die Selbstakzeptanz – die Fähigkeit, sich selbst immer mehr anzunehmen und sich selbst gegenüber zunehmend freundlich und mitfühlend zu sein.

Durch Mitgefühl entsteht Nähe. Mitgefühl stärkt die Verbundenheit und das Verständnis. Gerade im Zusammenhang mit achtsamem Essen ist es wichtig, sich selbst gegenüber Mitgefühl zu entwickeln.

Oft leiden wir seit Jahren oder Jahrzehnten an belastenden Verhaltensmustern oder haben mit schwierigen Gefühlen zu kämpfen, die dafür verantwortlich sind, dass wir zu viel essen. Dann bringt es wenig, sich selbst fertig zu machen oder eine unrealistische Erwartungshaltung aufzubauen. Wenn wir emotionale Esser sind oder in Stresssituationen zu Heißhungeranfällen neigen, dann hat das auch gute Gründe. Verurteilen Sie sich deshalb nicht. Erinnern Sie sich noch an das erste Prinzip? Es lautete: »Nicht werten, nicht urteilen.«

Die Übungen in den folgenden Kapiteln laden Sie dazu ein, mitfühlend und behutsam mit sich selbst umzugehen. Bleiben Sie offen und neugierig für alle Erfahrungen, die Sie machen werden. Vor allem aber: Vertrauen Sie sich selbst. Wenn Sie den Weg der Achtsamkeit gehen, können Sie getrost auf den einzigen Experten hören, der Ihr Vertrauen wirklich verdient: auf sich selbst.

1. Prinzip: Achtsam essen

Die Übung des achtsamen Essens bringt Sie auf schnellstem Wege ins Hier und Jetzt zurück. Durch achtsames Essen können Sie Ihren Stresslevel deutlich reduzieren, denn achtsames Essen ist eine kleine Meditation, die Sie mitten im Alltag anwenden können. Indem Sie einmal täglich eine Mahlzeit möglichst gelassen, mit innerer Ruhe und achtsam zu sich nehmen, legen Sie damit zugleich eine kleine Entspannungspause ein. So sorgen Sie einerseits für wohltuende Unterbrechungen, andererseits werden Sie dadurch ganz automatisch auch langsamer und weniger essen.

Langsam und achtsam zu essen ist Gold wert – nicht nur für unser Körpergewicht, sondern auch, weil wir automatisch lernen, uns mehr Zeit für das Leben zu nehmen, sobald wir uns erst einmal mehr Zeit für das Essen einplanen. Doch was bedeutet es, achtsam zu essen?

Ganz wichtig ist, dass wir vom »Was« zum »Wie« zurückkehren. Wir sollten also damit aufhören, uns zu überlegen, ob unser Essen vitaminreich genug und somit »gesund« ist oder ob im Gegenteil zu viele Kalorien enthalten sind. Es geht auch nicht um Fette, Kohlenhydrate oder sonstige Nährstoffe. Achtsamkeit hat nichts damit zu tun, dass wir das »Was« analysieren. Das einzige, was zählt, ist die Erfahrung an sich – das »Wie«: Wie schmeckt mein Essen? Wie sieht es aus? Wie fühle ich mich gerade? Wie geht es meinem Körper, wie ist meine Haltung beim Essen …? Diese Fragen sind jetzt sehr viel wichtiger als Kalorientabellen oder Expertentipps.

Im Grunde genommen ist achtsames Essen eine Form der Meditation. Wenn wir achtsam essen, beziehen wir alle unsere Sinne in die Erfahrung des Essens mit ein. Wir bleiben während des Essens entspannt – wir beobachten nur, bewerten aber nicht, was wir erfahren. Statt abgelenkt und nebenbei zu essen, versuchen wir, mit jedem Bissen mehr und mehr im Augenblick anzukommen.

Obwohl achtsames Essen uns dazu einlädt, von Fast Food auf Slow Food umzusteigen, ist Entschleunigung nicht der einzige Aspekt, um den es geht. Daher ist es auch nicht sinnvoll, seine Kaubewegungen mechanisch zu zählen. Viel wichtiger sind Grundsätze wie Sammlung, Mitgefühl und Nichtwerten, über die wir weiter ja bereits gesprochen haben. Im Folgenden wollen wir Sie nun Schritt für Schritt mit der Praxis des achtsamen Essens vertraut machen. Dabei werden Sie sehen, dass wir nicht nur beim Essen, sondern auch zuvor beziehungsweise danach achtsam sein können.

Vor dem Essen achtsam sein

Schon kurz bevor Sie zu essen beginnen, können Sie Achtsamkeit praktizieren. Dazu finden Sie jetzt einige einfache Tipps, die einerseits der Vorbereitung auf das achtsame Essen dienen, andererseits aber auch für sich genommen bereits kleine Achtsamkeitsübungen sind. Mit anderen Worten: Sie können die folgenden Punkte auch unabhängig vom achtsamen Essen einfach zwischendurch einmal anwenden.

- Bevor Sie zu essen beginnen, sollten Sie sich fragen, ob Sie eigentlich wirklich Hunger haben. Vielleicht haben Sie ja nur Appetit, weil Ihnen ein köstlicher Geruch in die Nase gestiegen ist oder Sie zufällig an einem Pizzastand vorbeigekommen sind. Bevor Sie sich also auf die Pizza stürzen, sollten Sie innerlich kurz »Stopp« sagen und sich fragen: »Habe ich eigentlich wirklich Hunger?«

  Im Gegensatz zu Appetit verursacht Hunger eindeutige Körperempfindungen wie Magenknurren oder Stimmungstiefs. Wenn Sie genau in Ihren Körper hineinspüren, merken Sie schnell, ob Sie dringend

»Nachschub« brauchen oder ob Sie es eher mit reiner Lust beziehungsweise mit Ihrer Vorstellung über leckere Speisen zu tun haben. Sie können sich beispielsweise auch fragen, was wohl passieren würde, wenn Sie noch ein oder zwei Stunden mit dem Essen warten müssten. Wäre das für Sie (oder besser gesagt für Ihren Körper) ein Problem?

Übrigens: Würden wir nur dann essen, wenn wir wirklich hungrig sind, so hätten wir nie wieder Gewichtsprobleme.

- Setzen Sie sich hin, bevor Sie mit dem Essen beginnen. Vermeiden Sie es, im Stehen oder gar im Gehen zu essen. Sich einen schönen, angenehmen Platz für seine Mahlzeit zu suchen, an dem es nicht zu hektisch zugeht, gehört zur besten Vorbereitung für das achtsame Essen. Natürlich ist das nicht immer möglich. Doch oft genügt es schon, daran zu denken, sich beim Essen kurz auf eine Bank zu setzen, um die Stress-Ess-Spirale zu durchbrechen.
- Wenn Sie achtsam essen möchten, so sollten Sie sich schon im vornherein vornehmen, so unabgelenkt wie möglich zu essen. Schalten Sie das Handy aus, legen Sie die Zeitung weg und schaffen Sie eine Atmosphäre, die es Ihnen ermöglicht, sich wenigstens zehn Minuten lang voll und ganz auf Ihr Essen zu konzentrieren. (Das geht natürlich nicht, wenn Sie beim Autofahren, vor dem Computer oder beim Fernsehen essen.)
- Wenn möglich, sollten Sie sehr wählerisch sein, mit wem Sie Ihre Mahlzeiten einnehmen. Am besten lässt sich das achtsame Essen anfangs eintrainieren, wenn Sie ganz alleine essen – aber im Alltag ist das oft utopisch. Essen Sie aber zumindest mit Menschen, die Sie mögen. Vermeiden Sie Streitereien beim Essen, vermeiden Sie überflüssige Gespräche und lassen Sie lieber die anderen reden als selbst allzu viel zu sprechen. Bedenken Sie jedoch: Dies ist keine Regel für alle Zukunft – sie gilt nur für den Zeitraum, in dem Sie Ihre Achtsamkeit ganz und gar auf das Essen richten wollen, was normalerweise nur einmal täglich der Fall sein wird. Wenn Sie erst etwas Übung im achtsamen Essen haben, können Sie die Technik immer und überall anwenden, ob im Schnellimbiss oder bei einer Geburtstagsfeier in geselliger Runde.

- Checken Sie kurz Ihre Gefühle, bevor Sie zu essen beginnen. Sind Sie angespannt? Können Sie belastende Emotionen wahrnehmen? Sind Sie unruhig, nervös oder gehetzt? Oder fühlen Sie sich zufrieden und ruhen Sie in sich? Denken Sie daran: Es geht hierbei nicht darum, Ihre Gefühle zu verändern. Versuchen Sie nicht, fröhlich und zufrieden zu sein, wenn Sie eigentlich traurig sind. Nehmen Sie einfach nur Ihren momentanen Gefühlszustand – Ihre innere Wetterlage wahr. Und beobachten Sie auch, ob Ihre Gefühle sich auf Ihren Appetit beziehungsweise auf die Lust, bestimmte Dinge zu essen, auswirken.

PRAKTISCHE ÜBUNG

Achtsam sein während des Essens

Führen Sie die folgende Übung während der nächsten Wochen, wenn möglich einmal täglich, durch. Sie müssen dazu keine Hauptmahlzeit auswählen – das Ganze funktioniert auch, wenn Sie zwischendurch einen Snack zu sich nehmen. Bis achtsames Essen zur Gewohnheit wird, die Ihnen in Fleisch und Blut übergegangen ist, dauert es etwa fünf bis sechs Wochen. Bis dahin wird sich Ihr Essverhalten jedoch grundlegend verändert haben.

- Entscheiden Sie sich einmal täglich bewusst dafür, achtsam zu essen. Wählen Sie dazu eine bestimmte Mahlzeit aus, ganz egal, ob es das Frühstück, Mittag- oder Abendessen oder auch eine Zwischenmahlzeit ist.
- Setzen Sie sich zum Essen unbedingt hin. Entfernen Sie alle Quellen der Ablenkung wie Handys, Fernseher oder Zeitschriften aus Ihrer näheren Umgebung.
- Atmen Sie vorbereitend dreimal tief durch. Beobachten Sie Ihre Körperhaltung. Sitzen Sie aufrecht? Sind Ihre Schultern entspannt? Versuchen Sie, ein wenig Ruhe einkehren zu lassen, bevor Sie sich dem Essen zuwenden.
- Beginnen Sie nun, indem Sie Ihr Essen zunächst einmal genau ansehen. Versuchen Sie, die Nahrungsmittel auf Ihrem Teller so zu sehen, als sähen Sie sie das erste Mal. Bleiben Sie aufmerksam und neugierig. Achten Sie auf die Formen, Farben und die Zusammenstellung der Speisen – versuchen Sie, dabei alle sichtbaren Details auszumachen.

- Bei bestimmten Speisen wie Brot, Rohkost, Toasts, Fingerfood oder Obst können Sie jetzt auch Ihren Tastsinn einsetzen: Berühren Sie Ihr Essen mit der Hand und den Fingerkuppen. Achten Sie auf die Beschaffenheit: Wie fühlen sich die Nahrungsmittel an? Weich oder fest? Trocken, feucht, schwer oder leicht? Warm oder kühl?
- Bringen Sie nun Ihren Geruchssinn ins Spiel. Führen Sie die Gabel oder die Hand nahe an Ihre Nase heran und schnuppern Sie an Ihrem Essen. Wie riechen die Speisen? Süß oder deftig, salzig oder sauer, fruchtig oder erdig, schwach oder stark? Vielleicht können Sie einzelne Aromen, Gewürze oder Kräuter herausriechen. Achten Sie auch darauf, ob bestimmte Gefühle oder Erinnerungen auftauchen, die durch das Aroma wachgerufen werden.
- Nehmen Sie jetzt einen Bissen in den Mund, ohne Ihr Essen jedoch hinunterzuschlucken. Nehmen Sie sich etwas Zeit, das Essen in aller Ruhe im Mund hin und her zu bewegen und kauen Sie es noch nicht. Spüren Sie die Berührung mit der Zunge und dem Gaumen? Wie fühlt sich das Essen in Ihrem Mund an? Wie ist die Konsistenz? Wie die Temperatur?
- Fangen Sie erst jetzt an, das Essen langsam und gründlich zu kauen. Richten Sie Ihre Achtsamkeit ganz und gar auf den ersten Bissen. Spüren Sie, wie sich das Essen zwischen Ihren Zähnen anfühlt und sich dabei allmählich mit Speichel vermischt. Ändert sich der Geschmack, wenn Sie länger kauen? Sie sollten Ihre Kaubewegungen nicht zählen. Sie müssen auch nicht versuchen, besonders lange zu kauen. Wenn Sie auf das Gefühl achten, das durch die Berührung des Essens mit Zunge, Gaumen und Zähnen entsteht, werden Sie ohnehin langsamer als sonst essen, ohne groß darüber nachdenken zu müssen.
- Lenken Sie Ihre Aufmerksamkeit dann auf den Schluckreflex. Wann können Sie den Impuls, das Essen hinunterzuschlucken, wahrnehmen? Was passiert beim Schlucken? Können Sie die Nahrung verfolgen, wie sie vom Mund in den Rachen und von dort in die Speiseröhre wandert? Vielleicht können Sie ja sogar noch spüren, wie sich das Essen im Magen anfühlt.

- Wiederholen Sie diesen Vorgang dann auch mit den nächsten vier Bissen. Beim achtsamen Essen genügt es, sich vor allem auf die ersten fünf Bissen zu konzentrieren und diese wirklich ganz bewusst zu sich zu nehmen. Natürlich kann es aber nicht schaden, wenn Sie die Technik des achtsamen Essens auch zwischendurch immer wieder einmal einsetzen.

PRAKTISCHE ÜBUNG

Nach dem Essen achtsam sein

Haben Sie nach einem Fressanfall nicht auch manchmal das Gefühl, dass jetzt »alles zu spät ist«? Dass Sie mal wieder eine Dummheit begangen haben und nun nichts mehr weiter tun können, als Ihre »Sünden« zu bereuen? Sicher: Was weg ist, ist weg! Sofern Sie nicht unter Ess-Brech-Sucht leiden, werden Sie Ihr Essen (hoffentlich) auch bei sich behalten. Vielleicht nehmen Sie sich jetzt felsenfest vor, beim nächsten Mal alles anders zu machen. Doch Hand aufs Herz: Wie oft haben Sie sich das schon vorgenommen? Und wie oft hat das geklappt …?

Für Achtsamkeit ist es nie zu früh, zum Glück aber auch nie zu spät. Achtsamkeit hilft uns, unsere alten Muster auf sanfte Weise aufzulösen – und zwar auch dann, wenn wir erst nach dem Essen achtsam sind. Statt uns nach einer allzu üppigen Mahlzeit in Schuldgefühlen zu verstricken oder uns der Schwerkraft auf dem Sofa zu überlassen, sollten wir uns wieder ganz auf unsere Erfahrungen konzentrieren. Auf diese Weise lernen wir viel über uns, doch wichtig ist dabei wiederum, dass wir uns nicht verurteilen.

Jede Form der Nahrung »macht etwas mit uns«. Natürlich reagiert jeder von uns anders auf bestimmte Nahrungsmittel, aber grundsätzlich fühlen wir uns nach einem Riesenschnitzel mit Pommes frites sicher anders, als nach einem griechischen Salat; nach zwei Flaschen Bier geht es uns anders als nach einer Apfelschorle und nach ein oder zwei Pralinen fühlt sich unser Körper anders an als nach einer ganzen Packung.

Bei der Selbstbeobachtung kommt es jetzt jedoch nicht darauf an, über »besser«, »schlechter«, »gesund« oder »ungesund« nachzudenken. Es geht wirklich einzig und allein darum, dass Sie Ihre Achtsamkeit, Ihre unmittelbare Wahrnehmung entwickeln. Und das ist auch nach dem Essen möglich. Fragen Sie sich zum Beispiel:

- Wie geht es meinem Körper jetzt nach dem Essen? Fühle ich mich leicht oder schwer? Wohl oder unwohl?
- Bin ich gerade angenehm gesättigt? Fühle ich mich voller Energie? Oder bin ich eher »vollgestopft« und fühle mich müde oder erschöpft?
- Wie fühlt sich mein Magen an? Und wie mein Bauch? Kann ich Schmerzen, ein Druckgefühl oder ein Gefühl der Übelkeit wahrnehmen? Wenn ja – wo im Körper spüre ich das genau?
- Welche Gefühle kann ich gerade in mir wahrnehmen? Gibt es angenehme Gefühle wie Geborgenheit und Wohlbefinden, oder sind da negative Emotionen wie Ärger, Scham oder Unzufriedenheit?

2. Prinzip: Den Körper entspannen

In Stresssituationen verlieren wir leicht den Kontakt zu unserem Körper. Wir ärgern uns, werden wütend, machen uns Sorgen, sind frustriert, fühlen uns überfordert oder ohnmächtig. Unseren Körper spüren wir dabei höchstens in Form von Beschwerden wie Rückenschmerzen, verspannten Schultern oder Magenproblemen. In solchen Augenblicken liegt es uns eher fern, uns auf unseren Körper zu konzentrieren oder ihn gar bewusst zu entspannen. Und doch: Es gibt kaum eine andere Möglichkeit, die Stressreaktionen so wirkungsvoll stoppen kann, wie körperliche Entspannung.

Wenn Sie in belastenden Augenblicken zu Schokolade oder Chips greifen, ist Ihr Körper dabei immer angespannt. Vielleicht wird Ihnen diese Anspannung kaum oder gar nicht bewusst, doch das heißt leider nicht, dass sie nicht da wäre. Wären Sie nämlich vollkommen entspannt, dann bräuchten Sie gar nicht zu essen, um sich entspannter zu fühlen. Dann würden Sie nur dann essen, wenn Ihr Körper wirklich hungrig ist.

Die einfachste Methode, seinen Geist zu entspannen, besteht darin, seinen Körper zu entspannen. Körper, Fühlen und Denken bilden eine Einheit. Jede Veränderung in einem der drei Bereiche wirkt sich unmittelbar auf die anderen beiden aus. Doch während es recht schwierig ist, seine Gefühle oder Gedanken direkt zu beeinflussen, ist das beim Körper relativ einfach.

In Kliniken, die sich auf die Behandlung von Menschen mit starkem Übergewicht spezialisiert haben, werden neben Achtsamkeits- vor allem Entspannungsübungen eingesetzt. Ziel ist dabei aber nicht nur die Entspannung an sich, sondern immer auch eine Verbesserung der Körperwahrnehmung. Gerade Menschen, die seit Langem unter Übergewicht leiden, haben oft jeden Kontakt zu ihrem Körper verloren. Zum Glück lässt sich dieser Kontakt aber gezielt wieder aufbauen.

Mehr spüren, weniger essen?

Ein guter Kontakt zum eigenen Körper ist wie eine Brücke zum Glück. Ohne unseren Körper können wir nicht leben. Und wenn wir ihn nicht spüren, leben wir bestenfalls halb. Indem wir lernen, unseren Körper zu spüren, zu entspannen und achtsam wahrzunehmen, fühlen wir uns schlagartig lebendiger und unser Leben gewinnt an Intensität und Freude.

Gerade im Zusammenhang mit schädlichem Essverhalten ist ein guter Körperkontakt besonders wichtig. Wie oft essen wir, ohne wirklich hungrig zu sein? Wie oft überhören wir die Botschaften, die unser Körper uns von Moment zu Moment schickt? Wie selten respektieren wir die wirklichen Bedürfnisse unseres Körpers und nehmen belastende oder gar schädliche Nahrungsmittel zu uns, in der Hoffnung, dadurch etwas Erleichterung oder kurzzeitige Befriedigung zu erfahren?

Ein wichtiger Schritt zur Gelassenheit besteht darin, seinen eigenen Körper wieder mehr zu respektieren und besser auf ihn zu achten. Leider kann unser Körper nicht lautstark »Halt!« rufen, wenn wir uns noch ein zweites und drittes Dessert holen, obwohl er eigentlich längst satt ist. Wir können jedoch lernen, wieder genauer auf seine Signale zu hören – nicht nur auf deutliche Signale wie Übelkeit oder Verdauungsbeschwerden, sondern auch auf die leisen, subtilen Botschaften.

Vor einigen Jahren haben US-Forscher festgestellt, dass Menschen, die Yoga üben, sehr selten unter Gewichtsproblemen leiden. Beim Yoga verbraucht man allerdings nicht gerade viele Kalorien. Woran liegt das also? Als wichtigsten Grund dafür vermuteten die Wissenschaftler, dass Yogaübende entspannter und gelassener sind als die Durchschnittsbevölkerung. Sie können ihre Mahlzeiten entspannter und intensiver genießen. Hinzu kommt, dass sie eine ausgeprägte Körperwahrnehmung haben. Diese hilft, ein unfehlbares Gefühl für Hunger und Sättigung zu entwickeln.

Durch die Übung, die wir Ihnen in diesem Kapitel zeigen werden, können Sie lernen, sich in kürzester Zeit zu entspannen und Ihren Körper intensiv wahrzunehmen. Auf diese Weise können Sie sowohl den Ursachen als auch den Folgen von Stress begegnen. Darüber hinaus werden Sie schneller erkennen, was und wie viel Sie essen sollten, um sich wirklich rundum wohl zu fühlen.

Muskelentspannung gegen Stress(essen)

Normalerweise können wir uns nicht auf Befehl entspannen. Der gut gemeinte Rat von Freunden oder Bekannten, dass wir uns doch mal »ein bisschen entspannen sollten« ist daher wenig hilfreich. Ganz anders sieht die Sache jedoch aus, wenn wir eine Entspannungsmethode erlernt haben. Es gibt sehr wirkungsvolle Strategien, die es uns ermöglichen, Anspannungen und Stress in kürzester Zeit loszulassen.

Die einfachste Möglichkeit, Stresssituationen umzubewerten, besteht darin, die Muskeln gründlich zu entspannen. Wenn Sie Ihrem Körper dadurch signalisieren, dass keine Bedrohung besteht, werden Ihre Gefühle und Gedanken folgen. Dieser Umweg über das Unterbewusste funktioniert ausgezeichnet: Belastende Gefühle und negatives Denken spiegeln sich immer in verspannten Muskeln wider. Umgekehrt führen entspannte Muskeln schnell dazu, dass sich seelische Spannungen auflösen.

Die Sehnsucht nach Entspannung ist heute so groß wie nie. Und je mehr wir es mit Leistungs- und Konkurrenzdenken, Mobbing, Angst vor Jobverlust, mit Zeitdruck und den daraus resultierenden familiären, beruflichen oder gesundheitlichen Problemen zu tun haben, desto wichtiger wird die Suche nach dem verloren gegangen Gleichgewicht für uns. Kein Wunder, dass Methoden wie Yoga, autogenes Training oder Qi Gong immer beliebter werden.

Die Methode, die (nicht nur) unserer Erfahrung nach am schnellsten zu spürbaren Erfolgen führt, ist PMR, oder genauer gesagt die »Progressive Muskelrelaxation nach Jacobson«. Sie wurde vor rund 80 Jahren von dem amerikanischen Physiologen Edmund Jacobson an der Harvard Universität entworfen. Damals wurde PMR in erster Linie eingesetzt, um Ängste zu behandeln. Heute zählt diese Methode zu den effektivsten und beliebtesten Entspannungstechniken.

PMR – einfach, schnell und effektiv

Die Gründe dafür, warum wir ausgerechnet PMR als Mittel der Wahl gegen Stress empfehlen, sind einfach: Im Gegensatz zu den meisten anderen Methoden, ist die Progressive Muskelrelaxation schnell und leicht erlernbar. Zudem kann sie recht problemlos auch ohne Lehrer eingeübt werden, was etwa bei Yoga, Qi Gong, MBSR oder autogenem Training nicht der Fall ist.[1] Nicht zuletzt führt PMR aber auch nach relativ kurzer Zeit zu spürbaren »Entspannungserfolgen«, was in vielen wissenschaftlichen Studien nachgewiesen werden konnte.

Warum funktioniert PMR so gut? Das liegt daran, dass bei dieser Methode mehrere natürliche Reaktionen auf einmal ausgenutzt werden. Bei der PMR werden Schritt für Schritt alle wichtigsten Muskeln kräftig angespannt und dann blitzartig losgelassen. Doch warum sollten wir unsere Muskeln erst anspannen, um sie dann tief entspannen zu können? Ganz einfach: Durch die starke Anspannung, die einige Sekunden lang aufrechterhalten wird, wird der Muskel ermüdet, sodass es anschließend ganz automatisch zu einer tiefen, gründlichen Entspannung kommt.

Darüber hinaus lernen wir durch die Übung, ein Bewusstsein für die Spannung unserer Muskeln zu entwickeln. Wir können den Muskeltonus, also die Grundanspannung unserer Muskulatur, dadurch auch im Alltag besser einschätzen. Die Folge: Wir spüren viel schneller, wenn wir verspannt sind und müssen nicht erst darauf warten, bis unser Körper mit Schmerzen auf sich aufmerksam macht. Je besser wir Disharmonien in unserem Körper spüren, desto leichter wird es, diesen entgegenzuwirken und die Harmonie wieder herzustellen.

Das schlagartige Loslassen der Muskeln nach der Anspannung lässt sich gut mit der Entspannung der Feder in einem Kugelschreiber vergleichen: Die Feder ist eingerastet und wird durch nochmaliges Drücken noch weiter zusammengedrückt, um dann blitzartig zurückzuschnellen. Auf die Muskulatur übertragen, bedeutet das, dass Ihre Muskelspannung durch die Übung sofort unter das Normalmaß sinkt. PMR hat viele Vorteile:

---

1 Um Ihnen den Einstieg zu erleichtern, können Sie auf unserer Homepage www.Institut-für-achtsames-Essen.de kostenlos eine gesprochene PMR-Anleitung herunterladen. Dort finden Sie auch andere Downloads, wie etwa eine einfache Meditationsanleitung.

- Bei der körperlichen Entspannung entsteht eine Rückkopplung mit der Psyche.
- Die Stressreaktion wird unterbunden, und ein Ruhegefühl stellt sich ein.
- Sie brauchen zum Üben keine Hilfsmittel.
- Sie können ohne Lehrer üben.

Zudem ist die Methode völlig ungefährlich, und Nebenwirkungen treten im Normalfall nicht auf. »Im Normalfall« bedeutet, dass es doch einige wenige Gegenindikationen gibt, Fälle also, in denen Sie auf PMR verzichten oder sich zumindest mit Ihrem Arzt beraten sollten. Wenn Sie unter Panikattacken oder Schizophrenie leiden, dürfen Sie Entspannungsmethoden wie PMR nicht ohne fachkundige Begleitung anwenden. Bei extremem Bluthochdruck, Herzerkrankungen oder nach Operationen fragen Sie bitte Ihren Arzt, ob PMR das Richtige für Sie ist.

Bevor Sie beginnen: Das Wichtigste auf einen Blick

Bei der PMR werden alle großen Muskeln schrittweise kurz angespannt und dann wieder entspannt. Dabei sind einige wichtige Regeln zu beachten:

- Jeder Abschnitt der Übung verläuft in drei Phasen. 1. Sie spannen den oder die Muskeln an. 2. Sie halten die Spannung einige Sekunden lang. 3. Sie lassen die Spannung plötzlich los.
- In der ersten Phase, der Anspannung, sollte die Muskelgruppe so fest wie möglich angespannt werden. Je fester, desto besser.
- In der zweiten Phase wird diese Spannung sieben Sekunden lang aufrechterhalten. Wichtig ist dabei, dass Sie die Luft nicht anhalten, sondern unbedingt weiteratmen!
- In der letzten Phase, dem Loslassen, sollten Sie die Spannung so schlagartig loslassen, als würden Sie die Bogensehne bei einem gespannten Bogen sausen lassen.
- Um Stress deutlich zu reduzieren, genügt es natürlich nicht, hin und wieder PMR zu praktizieren. Mindestens ein bis zwei Monate lang sollten Sie, wenn möglich, eine PMR-Einheit pro Tag schaffen. Feste Übungszeiten sind dabei das A und O. Allerdings sind die entspannenden Wirkungen der Übung so wohltuend, dass Sie schon bald nicht mehr auf Ihre kleine Auszeit verzichten wollen.

- Sie können den Tag mit der kurzen PMR-Übung beginnen oder auch beenden. Und natürlich können Sie die Entspannung auch mitten in den Alltag einbauen. Sie wissen selbst am besten, wann sich eine PMR-Einheit gut in Ihren Tagesverlauf einbauen lässt. Planen Sie sich jedoch eine feste Zeit ein.
- Wann und wo auch immer Sie üben – sorgen Sie für eine ungestörte Atmosphäre. Der Raum, in dem Sie PMR durchführen, sollte gut gelüftet, aber auch warm genug sein. Schalten Sie das Telefon und andere Störenfriede aus.
- Wenn Sie Probleme im Schulter- und Nackenbereich haben, sollten Sie sich eine Nackenrolle besorgen oder sich zumindest eine zusammengefaltete Decke unter den Kopf legen.

PRAKTISCHE ÜBUNG

PMR in 7 Schritten

Die folgende PMR-Kurzform nimmt nur rund 15 Minuten in Anspruch. Sobald Sie sie mindestens vier Wochen lang täglich praktiziert haben, können Sie dazu übergehen, die Technik nur noch bei Bedarf einzusetzen. Legen Sie sich entspannt auf den Rücken, decken Sie sich wenn nötig zu, und schließen Sie die Augen.

Rechter Arm

- Lenken Sie Ihre ganze Aufmerksamkeit auf Ihren rechten Arm.
- Ballen Sie die rechte Hand zur Faust, beugen Sie den Arm und spannen Sie den Bizeps kräftig an.
- Halten Sie die Spannung sieben Sekunden lang. Lassen Sie den Atem dabei unbedingt weiterströmen.
- Lassen Sie schlagartig los und entspannen Sie die Muskeln.
- Spüren Sie jetzt nach, wie sich die Muskeln entspannen – nehmen Sie sich Zeit. Spüren Sie, wie der ganze rechte Arm und die Hand vom Boden getragen werden.
- Wiederholen Sie das Ganze noch einmal.

Linker Arm

- Lenken Sie die Aufmerksamkeit auf Ihren linken Arm.
- Ballen Sie die linke Hand zur Faust, beugen Sie den Arm und spannen Sie den linken Bizeps kräftig an.
- Halten Sie die Spannung sieben Sekunden lang. Lassen Sie den Atem dabei entspannt weiterströmen.
- Lassen Sie jetzt schlagartig los und entspannen Sie die Muskeln.
- Spüren Sie etwa eine Minute lang nach, wie sich die Muskeln im linken Arm und der Hand entspannen.
- Wiederholen Sie das Ganze einmal.

Gesicht

- Konzentrieren Sie sich auf Ihr Gesicht.
- Spannen Sie alle Gesichtsmuskeln gleichzeitig an. Machen Sie ein Gesicht, als würden Sie in eine Zitrone beißen: Die Augen fest zusammenkneifen, die Stirn runzeln, die Oberlippe zur Nase ziehen und die Lippen aufeinander pressen.
- Halten Sie die Spannung sieben Sekunden lang. Dabei unbedingt weiteratmen.
- Entspannen Sie das Gesicht blitzartig – lassen Sie alle Muskeln locker.
- Spüren Sie etwa eine Minute lang nach, wie sich Ihr ganzes Gesicht gründlich entspannt.
- Wiederholen Sie das Ganze einmal.

Nacken

- Lenken Sie Ihre Aufmerksamkeit jetzt auf Hals und Nacken.
- Heben Sie den Kopf ein ganz kleines Stückchen vom Boden ab und spannen Sie die Hals- und Nackenmuskulatur kräftig an.
- Halten Sie die Spannung sieben Sekunden lang und atmen Sie dabei weiter.
- Lassen Sie den Kopf jetzt plötzlich wieder zu Boden sinken – lassen Sie gleichzeitig alle Spannungen im Nacken los.

- Spüren Sie etwa eine Minute lang nach.
- Wiederholen Sie die Übung noch einmal.

Brust, Schultern und Bauch

- Lenken Sie Ihre Konzentrieren auf den ganzen Rumpf – auf den Schultergürtel, den Rücken und den Bauch.
- Ziehen Sie jetzt die Schultern ein wenig nach unten und nach hinten – dabei spannen sich die Schulter- und oberen Rückenmuskeln an. Heben Sie zugleich den oberen Rücken leicht vom Boden und drücken Sie den Bauch heraus, wobei der untere Rücken in Kontakt mit dem Boden bleiben sollte. Spannen Sie auf diese Weise Brust, Schultern und Bauch möglichst fest an.
- Halten Sie die Spannung und zählen Sie innerlich langsam bis sieben. Lassen Sie den Atem dabei weiterströmen.
- Jetzt loslassen! Lassen Sie gleichzeitig die Schulter, Rücken- und Bauchmuskeln schlagartig los.
- Spüren Sie ungefähr eine Minute lang nach, wie sich Ihr ganzer Rumpf entspannt.
- Wiederholen Sie die Übung dann noch einmal.

Rechtes Bein

- Lenken Sie Ihre ganze Aufmerksamkeit auf Ihr rechtes Bein.
- Drücken Sie mit der rechten Ferse gegen den Boden, strecken Sie den rechten Fuß und ziehen Sie die Zehen kräftig an. Versuchen Sie, sämtliche Muskeln im rechten Bein anzuspannen, sowohl im Fuß als auch im Ober- und Unterschenkel.
- Halten Sie die Spannung sieben Sekunden lang, aber atmen Sie währenddessen entspannt weiter.
- Lassen Sie schlagartig los und entspannen Sie die Beinmuskeln.
- Spüren Sie jetzt nach, wie sich die Muskeln im rechten Bein entspannen – nehmen Sie sich Zeit.
- Wiederholen Sie das Ganze jetzt noch einmal.

Linkes Bein

- Lenken Sie die Aufmerksamkeit jetzt auf Ihr linkes Bein.
- Drücken Sie mit der linken Ferse gegen den Boden, strecken Sie den linken Fuß und ziehen Sie die Zehen kräftig an. Versuchen Sie, sämtliche Muskeln im linken Fuß und im linken Bein anzuspannen, sowohl im Ober- als auch Unterschenkel.
- Halten Sie die Spannung sieben Sekunden lang, und lassen Sie den Atem dabei entspannt weiterströmen.
- Lassen Sie alle Muskeln im linken Bein schlagartig los.
- Spüren Sie jetzt nach, wie sich die Muskeln entspannen und Ihr linkes Bein vom Boden getragen wird.
- Wiederholen Sie das Ganze jetzt noch einmal.

Der ganze Körper

Spannen Sie nun noch einmal alle Muskeln des Körpers gleichzeitig an:

- Ballen Sie die Fäuste und winkeln Sie beide Arme an.
- Machen Sie ein »hässliches« Gesicht, indem Sie alle Muskeln zur Nase hin zusammenziehen.
- Heben Sie den Kopf einen Zentimeter ab und drücken Sie die Schultern fest gegen den Boden. Wölben Sie dabei den Rücken und spannen Sie die Bauchmuskeln an.
- Strecken Sie Füße und Zehen und drücken Sie mit den Fersen gegen den Boden.
- Halten Sie die Spannung im ganzen Körper vier bis fünf Sekunden lang. Lassen Sie die Spannung dann plötzlich los. Lassen Sie Ihren Körper anschließend bewusst vom Boden tragen. Spüren Sie der Übung noch eine Weile nach.
- Wie fühlt sich Ihr Körper jetzt an? Spüren Sie die Berührung mit der Unterlage, zum Beispiel an den Waden, am Gesäß, am oberen Rücken oder am Hinterkopf?
- Spüren Sie Ihren Körper als Ganzes und lassen Sie alle Anspannungen, die Sie jetzt noch spüren können, mit dem Ausatmen los. Geben Sie einfach alles Belastende an den Boden ab.

Die Blitzentspannung

Die beschriebene PMR-Übung ist sehr wertvoll, um Ihren Stresslevel langfristig zu senken und Ihre Körperwahrnehmung zu verbessern. Allerdings gibt es viele Situationen, in denen es hilfreich wäre, sich auf die Schnelle entspannen zu können. Wenn Sie dazu neigen, immer wieder zu viel oder zu oft Kalorienbomben zu essen, wäre vor dem Essen genau der richtige Moment für so eine schnelle Entspannung.

Allein dadurch, dass Sie unmittelbar vor einer Mahlzeit Anspannungen im Körper lösen, können Sie den Teufelskreis aus Stress und Essen durchbrechen. Und genau dazu dient die folgende Blitzentspannung. Sie benötigen dazu weniger als eine Minute und können sie überall und jederzeit durchführen – sowohl im Stehen als auch im Sitzen. Bei dieser Technik werden Muskeln angespannt, die reflektorisch mit dem ganzen Körper in Verbindung stehen: Fäuste, Kiefer-, Bauch- und Schultermuskeln.

- Atmen Sie langsam und tief durch die Nase ein.
- Halten Sie nun die Luft an, und spannen Sie gleichzeitig beide Fäuste, den Kiefer, die Bauchmuskeln und die Schultern an. (Bilden Sie dazu feste Fäuste, ziehen Sie die Schultern nach oben, beißen Sie die Zähne fest aufeinander und spannen Sie den Bauch an, indem Sie den Nabel nach innen und oben ziehen).
- Halten Sie die Spannung und (diesmal) auch die Luft an, und zählen Sie innerlich bis vier.
- Lassen Sie alle Muskeln jetzt plötzlich los und atmen Sie gleichzeitig tief durch den Mund aus.
- Machen Sie eine kurze Pause; atmen Sie einige Male entspannt durch und entspannen Sie Ihren Körper ganz bewusst. Wiederholen Sie diese Technik dann gleich noch ein zweites Mal.

Automatisch ablaufende Ess- und Stressmechanismen können durch ein kleines Ritual oft leicht durchbrochen werden. Die Blitzentspannung kann zu einem solchen Ritual werden. Mit etwas Übung können Sie das Ganze sehr unauffällig in Ihren Alltag einbauen – Freunde und Kollegen werden die kurze Anspannungsphase kaum bemerken. Die Blitzentspannung hat auch die Funktion eines STOP-Schildes. Keine Sorge – Sie müssen sich keine Nahrung versagen und schon gar nicht fasten. Doch halten

Sie kurz inne, bevor Sie zu essen beginnen. Nehmen Sie sich einfach nur knapp eine Minute Zeit, um sich kurz auf Ihren Körper zu konzentrieren und Spannungen gezielt abzubauen. Sie werden sich wundern, was Sie allein durch diese kleine Übung bewirken können …

3. Prinzip: Die Gefühle erforschen

Beim ersten Prinzip, dem achtsamen Essen, haben wir gesehen, wie wir die Kraft der Achtsamkeit direkt beim Essen einsetzen können; durch die Übung des achtsamen Essens können wir einerseits aus alten Essmustern ausbrechen, andererseits lernen wir, das Essen zu entschleunigen und intensiver zu genießen. Das zweite Prinzip drehte sich um die Frage, wie wir unseren Körper entspannen, Spannungen in den Muskeln gezielt loslassen und damit reflektorisch auch eine psychische Entspannung bewirken können.

Als Nächstes wollen wir uns mit unseren Gefühlen beschäftigen. Das, was wir fühlen, entscheidet nämlich ganz maßgeblich über das, was wir essen. Menschen sind fühlende Wesen. Jeder von uns hat ständig Gefühle – ob wir uns dessen nun bewusst sind oder nicht. Einige Gefühle sind angenehm, andere unangenehm und belastend. Falls Sie unter Gewichtsproblemen leiden, ist es sehr wahrscheinlich, dass Sie das in erster Linie belastenden Gefühlen zu »verdanken« haben. Nicht umsonst sprechen wir beim Thema Übergewicht ja auch oft vom emotionalen Essen.

Rund ein Drittel aller Deutschen gehört zu den emotionalen Essern – so die aktuelle Schätzung von Medizinern. Die Begriffe »Frustesser«, »Stressesser« und »emotionale Esser« werden dabei häufig synonym verwendet, und letztlich ist es auch gar nicht so wichtig, wie wir das Kind nennen. Klar ist, dass emotionale Esser Nahrungsmittel benutzen, um besser mit Stress und belastenden Gefühlen umgehen zu können. In gewisser Weise gehört daher jeder von uns wenigstens zeitweise zu den emotionalen Essern. Falls jedoch viele der folgenden Aussagen auf Sie zutreffen, hängen Ihre Gewichtsprobleme garantiert mit Ihren Gefühlen zusammen:

- In Stressphasen esse ich besonders viel oder besonders oft Süßes.
- Wenn ich traurig, wütend oder einsam bin, versuche ich meine Stimmung durch Essen zu verbessern.

- Um nach einer Belastung wieder runterzukommen, esse ich gern etwas Deftiges.
- Die Menge und die Zusammensetzung meiner Mahlzeiten hängt stark von meinen jeweiligen Stimmungen ab.
- Ich esse oft nebenbei – zum Beispiel beim Fernsehen, Lesen oder Telefonieren.
- Besonders oft greife ich zu Essbarem, wenn mir langweilig ist, ich mich leer fühle oder aber, wenn ich erschöpft und ausgepowert bin.
- Ich habe oft das Gefühl, mir etwas gönnen und mir etwas Gutes tun zu müssen und esse dann, was mir schmeckt, ohne groß darüber nachzudenken.
- Wenn mir etwas gut gelungen ist, belohne ich mich mit einem leckeren Essen.
- Immer wieder ertappe ich mich dabei, dass ich nachts um den Kühlschrank schleiche.

Seine Gefühle willkommen heißen

Solange wir leben, fühlen wir. Es gibt Gefühle, die klar und deutlich greifbar sind. Dazu gehören Gefühle wie Trauer, Freude, Angst, Begeisterung, Wut oder Erleichterung. Andere Gefühle liegen wie unter einer dicken Nebeldecke verborgen: Wir können sie bestenfalls als flüchtige Stimmungen wahrnehmen oder in grobe Kategorien wie »angenehm« oder »unangenehm« einteilen.

Gefühle sind einfach nur Gefühle. Sie sind weder »richtig« noch »falsch«, so wenig wie die Sonne »richtig« und der Regen »falsch« ist. Dennoch ist es nicht leicht, die eigenen Gefühle willkommen zu heißen. Im Umgang mit unseren Gefühlen tauchen nämlich vor allem zwei Probleme auf: Einerseits gibt es viele Menschen, die ihre Gefühle verdrängen. Sie spüren sie (und sich) nicht wirklich, was aber nicht heißt, dass die Gefühle nicht trotzdem vorhanden und wirksam wären, denn kein Gefühl geht spurlos an uns vorbei. Andererseits leiden viele von uns aber auch daran, dass sie zu stark von ihren Gefühlen beherrscht und gesteuert werden. Dies führt zu zahlreichen Schwierigkeiten mit seinen Mitmenschen und sich selbst.

Ganz gleich, zu welcher Gruppe Sie sich eher zählen würden – ein klarer, achtsamer Umgang mit den eigenen Gefühlen ist die Voraussetzung für seelische und körperliche Gesundheit. Und im Zusammenhang mit dem Thema dieses Buches können wir noch hinzufügen: Ein guter Umgang mit seinen Gefühlen ist auch die Bedingung dafür, dass wir zu einem harmonischen Essverhalten und Körpergewicht zurückfinden.

Es ist wichtig, dass wir eine positive Haltung gegenüber unseren Gefühlen entwickeln – und zwar auch zu den unerfreulichen. Durch die folgenden Übungen werden Sie lernen, Ihre Gefühle wieder zuzulassen, sie achtsam wahrzunehmen und sie mitfühlend als Teil von sich selbst anzunehmen. Statt Ihre Emotionen und Stimmungen zu verdrängen oder ihnen willenlos ausgeliefert zu sein, können Sie dazu übergehen, sie einfach sein zu lassen – ohne vor ihnen wegzulaufen und ohne sie zu bewerten oder zu verurteilen. Dies ist ein großer Schritt auf dem Weg zu seelischer Entspannung, Gelassenheit und mehr Leichtigkeit.

Ebenso wie das achtsame Essen, ist das Erforschen der Gefühle eine Achtsamkeitsübung. Wenn wir unseren Gefühlen offen und annehmend begegnen, wird sich viel verändern. Vorausgesetzt, dass Sie regelmäßig üben,

- werden Sie Ihre Muster dabei immer klarer durchschauen. Sie erkennen, wie sich bestimmte Situationen, Menschen oder Gedanken auf Ihre Stimmungen auswirken.
- werden Sie erkennen, wie Ihre Gefühle mit Ihrem Essverhalten zusammenhängen.
- werden Sie sich immer lebendiger fühlen, klarer entscheiden und sich klarer ausdrücken können.
- werden Sie mitfühlender und freundlicher mit sich selbst umgehen.
- werden Sie einige interessante Dinge über Gefühle erfahren – beispielsweise, dass Sie zwar Gefühle haben, aber nicht Ihre Gefühle sind. Gefühle kommen und gehen, so wie Gedanken, Geräusche oder Körperempfindungen kommen und gehen. Und das gilt auch für jene Gefühle, die unsere Heißhungerattacken hervorrufen: Sie kommen, sind eine Weile da und verschwinden dann wieder. Sofern wir nicht reflexartig auf sie reagieren, gibt es keinen Grund, warum sie unser Essverhalten negativ beeinflussen sollten.

PRAKTISCHE ÜBUNG

Meditation: Die Gefühle beobachten

Für die folgende Achtsamkeitsmeditation benötigen Sie etwa 15 Minuten. Sie sollten sich mindestens drei- bis viermal in der Woche Zeit nehmen, um Ihre Gefühle durch diese Übung zu erforschen und Ihre Gefühlsmuster dabei Schritt für Schritt immer klarer zu erkennen. Die Meditation wird dazu beitragen, dass Sie offener und gelassener werden und inneren Stress immer besser auflösen können.

1. Vorbereitung

- Suchen Sie sich für die Meditation einen ruhigen Ort, an dem Sie ungestört sind. Setzen Sie sich auf ein Meditationsbänkchen oder -kissen oder auf einen Stuhl. Sie sollten für einige Zeit frei und bequem sitzen können.
- Achten Sie darauf, möglichst aufrecht zu sitzen und sich nicht anzulehnen. Die Hände liegen auf den Oberschenkeln oder sind im Schoß verschränkt.
- Schließen Sie die Augen. Gehen Sie Ihre Körperhaltung noch einmal im Geiste durch. Spüren Sie den Kontakt der Füße zum Boden. Spüren Sie das Gesäß auf der Unterlage. Spüren Sie Bauch und Becken. Achten Sie darauf, dass die Wirbelsäule frei aufgerichtet ist, und lassen Sie Anspannungen in den Schultern und im Gesicht so gut es Ihnen möglich ist los.

2. Beim Atem und im Körper ankommen

- Lassen Sie den Atem frei fließen. Mit jedem Ausatmen können Sie Anspannungen, die Ihnen jetzt noch bewusst werden, abgeben. Sind die Schultern wirklich ganz entspannt? Gibt es noch Spannungen im Gesicht, im Kiefer oder den Händen, die Sie loslassen können?
- Lenken Sie Ihre Achtsamkeit nun auf Ihren Körper als Ganzes. Bleiben Sie für einige Atemzüge ganz bei den Körperempfindungen. Was können Sie jetzt im Augenblick alles wahrnehmen? Vielleicht ein Kribbeln in den Füßen, ein Jucken an der Nase, Schmerzen im Knie, warme Hände … Was immer es auch an Empfindungen im Körper geben mag, beobachten Sie sie einfach nur, ohne sich davon überwältigen zu lassen. Bleiben Sie einige Atemzüge lang bei diesen Beobachtungen.

- Konzentrieren Sie sich jetzt auf Ihren Atem. Spüren Sie die sanfte Bewegung im Bauch. Beim Einatmen hebt sich die Bauchdecke, beim Ausatmen senkt sie sich. Folgen Sie dieser natürlichen Wellenbewegung, ohne Ihre Atem jedoch zu verändern. Ganz gleich, ob Ihr Atem tief oder flach, schnell oder langsam oder kurz oder lang ist – lassen Sie ihn einfach so sein, wie er im Augenblick ist. Begleiten Sie die Atembewegung mit freundlicher Aufmerksamkeit – schauen Sie nur zu, ohne etwas zu machen. Geben Sie dem Atem etwas Zeit, zur Ruhe zu kommen.

3. Die Gefühle beobachten

- Lenken Sie die Achtsamkeit jetzt auf Ihre Gefühle. Wie geht es Ihnen im Augenblick? Wie ist Ihre Stimmung? Manche Gefühle sind sehr eindeutig, andere nur verschwommen wahrnehmbar.
- Falls es Ihnen schwer fällt, Ihre Gefühle wahrzunehmen, dann nähern Sie sich Ihnen durch folgende Fragen behutsam an: Sind es eher angenehme oder eher unangenehme Stimmungen, die Sie gerade empfinden? Fühlen Sie sich eher bedrückt und angespannt? Oder vielmehr leicht und gelöst?
- Leuchten Sie mit Ihrer Achtsamkeit wie mit einer Taschenlampe in Ihre Gefühlswelt hinein. Wenn Sie gerade nichts Besonderes fühlen können, können Sie jederzeit zum Atem zurückkehren und wieder das Heben und Senken der Bauchdecke beobachten. Gehen Sie nicht auf die Jagd nach bestimmten Gefühlen, sondern lassen Sie alles so sein, wie es im Augenblick ist.
- Wenn es bestimmte Gefühle gibt, die Sie bemerken, dann geben Sie ihnen einen Namen. Sagen Sie jedoch nicht »Ich bin traurig.« oder »Mir ist langweilig.«, sondern formulieren Sie neutral: »Da ist Traurigkeit.« oder: »Da ist Langeweile.«. Schauen Sie Ihre Gefühle interessiert aber mit einem gesunden Abstand an, so wie Sie verschiedene Farben ansehen würden, die vor Ihrem inneren Auge erscheinen. Registrieren Sie das Gefühl, benennen Sie es und dann lassen Sie das Gefühl ebenso wieder gehen, wie es gekommen ist. Lassen Sie sich nicht »in das Gefühl hineinziehen«. Beobachten Sie es klar, aber gelassen.

- Sie können noch einen Schritt weiter gehen: Versuchen Sie wahrzunehmen, wie das Gefühl, das Sie gerade bemerken, sich im Körper äußert. Wenn Sie beispielsweise Ärger oder Einsamkeit wahrnehmen können, dann versuchen Sie zu spüren, wie sich Ärger oder Einsamkeit im Körper anfühlen. Verändert sich Ihr Atem? Gibt es bestimmte Körperstellen, in denen Sie einen Druck oder eine Enge feststellen können? Was immer geschieht, beobachten Sie es neutral, ohne sich von den Empfindungen mitreißen zu lassen. Versuchen Sie auch, achtsam zu beobachten, wie diese Empfindungen sich in dem Augenblick wieder auflösen, in dem das entsprechende Gefühl sich auflöst.

4. Zur Ruhe kommen

Ihre Gefühle kommen und gehen, doch Sie sind nicht Ihre Gefühle. Unterschiedlichste Gefühle zu haben – seien sie auch unangenehm oder intensiv – ist vollkommen in Ordnung. Der Strom Ihrer Gefühle zeigt Ihnen nur, dass Sie lebendig und wach sind.

- Lenken Sie die Achtsamkeit dann von den Gefühlen und Stimmungen wieder sanft auf Ihren Atem. Spüren Sie das Kommen und Gehen des Atems und lassen Sie Ihren Geist wieder zur Ruhe kommen. Bleiben Sie offen, für alles, was Sie im Augenblick in sich und um sich herum wahrnehmen können, doch lassen Sie sich durch nichts aus der Ruhe bringen.
- Mithilfe der Ausatmung können Sie das Erlebnis von Ruhe und innerer Stille noch vertiefen. Ohne den Atem zu verändern, konzentrieren Sie sich dazu einfach auf die Phase des Ausatmens. Während Sie ausatmen sagen Sie innerlich »Los-lassen«. Wiederholen Sie dies mit jedem Ausatmen – immer wieder. Ganz von selbst wird Ihr Ausatmen sich wahrscheinlich mit der Zeit immer mehr ausdehnen.
- Der Strom des Ausatmens wird tiefer und langsamer und Sie können dabei immer mehr Spannungen loslassen – nicht nur im Körper, sondern auch in den Gedanken und Gefühlen. Versuchen Sie jedoch nicht, das zu »machen«, sondern lassen Sie die Ruhe einfach entstehen. Wenn es klappt, ist es wunderbar, und wenn nicht, ist das auch nicht schlimm. Wichtig ist allein, dass Sie sich Zeit für sich selbst und die Selbstbeobachtung nehmen. Es gibt keine »gute« und »schlechte« Meditation – die Zeit, in der Sie nach innen gehen, ist immer wertvoll. Und auch die Hindernisse sind wertvoll.

5. Die Meditation beenden

- Bevor Sie sich wieder Ihrem Alltag zuwenden, sollten Sie Ihre Aufmerksamkeit noch einmal auf Ihren Körper richten. Spüren Sie Ihre Füße und Beine — Ihr Gesäß, den ganzen Rücken sowie Bauch und Brust — spüren Sie die Hände und Arme — die Schultern, Nacken, Gesicht und den ganzen Kopf.
- Atmen Sie dann bewusst dreimal tief durch, öffnen Sie die Augen und beenden Sie die Meditation.

Der Eine-Minute-Seelenwetterbericht

Die Meditation »Gefühle beobachten«, die Sie soeben kennengelernt haben, ist sehr effektiv. Auf lange Sicht können Sie dadurch belastenden Emotionen, die früher oder später zu Gewichtsproblemen führen, wirkungsvoll entgegenwirken. Der Nachteil ist jedoch, dass Sie für die Übung zwischen 15 und 20 Minuten Zeit brauchen.

Manchmal wäre es aber hilfreich, wenn es eine Möglichkeit gäbe, auch zwischendurch immer wieder einmal Kontakt zu seinen Gefühlen aufzunehmen. Wir dürfen nicht unterschätzen, wie groß der Einfluss unserer Gefühle auf unser Essverhalten ist. In praktisch allen Situationen, in denen wir zu viel, zu fett, zu schnell, zu süß oder salzig essen, sind seelische Anspannungen im Spiel, führen also Gefühle und Emotionen die Regie. Die folgende Technik hilft Ihnen dabei, herauszufinden, was in solchen Momenten eigentlich in Ihnen abläuft. Sie entwickelt Ihre Achtsamkeit und macht Ihnen Ihre Gefühle bewusster.

Falls Sie sich »gestresst« fühlen, ist es wichtig, zu beobachten, was das genau heißt, denn der Begriff »gestresst« ist ziemlich vage. Je genauer Sie hinsehen, desto klarer lassen sich meist eindeutige, kraftvolle Gefühle identifizieren, die sich hinter dem wenig aussagekräftigen Satz »Ich bin gestresst.« verbergen. Wenn Sie sich *gestresst* fühlen, dann vielleicht deshalb, weil Sie im Grund *frustriert* sind. Und *frustriert* könnte bei genauerer Betrachtung heißen, dass Sie *enttäuscht* oder aber auch *mutlos* sind. Frustriert können Sie aber natürlich auch deswegen sein, weil Sie zum Beispiel *traurig* sind.

Je achtsamer Sie in sich hineinspüren, desto eher finden Sie ein klar definierbares Gefühl. Es ist wichtig, die eigenen Gefühle deutlich zu erkennen, denn Gefühle haben die Eigenschaft, dass sie erkannt und durchlebt werden wollen. Auf der einen Seite lassen sich Gefühle nicht verdrängen, denn auch, wenn wir uns unserer Gefühle nicht bewusst sind, sind sie dennoch wirksam. So greifen wir etwa zur Schokolade, auch, wenn wir nicht wissen, in welcher Stimmung wir das tun. Auf der anderen Seite sind Gefühle aber auch flüchtig: Wenn wir ihnen unsere ganze Aufmerksamkeit entgegenbringen und sie wie willkommene Gäste behandeln, sie also nicht abweisen, vergehen sie oft genauso schnell, wie sie gekommen sind.

Selbst sehr belastende Gefühle wie Verzweiflung oder Einsamkeit sind nicht in Stein gemeißelt – im Gegenteil: sie gleichen Wolken, die aufziehen und dann weiterziehen. Und wenn es Gewitterwolken sind, werden sie sich wahrscheinlich eine Zeit lang entladen, doch dann werden auch sie vorbeiziehen. Das ist gut zu wissen, wenn wir uns von Gefühlen verleiten lassen, Dinge zu tun (oder zu essen), die wir lieber lassen sollten.

Die folgende Übung hilft Ihnen, Ihre Gefühle genau zu beobachten: Woher kommen sie, welche Gefühle sind es, und was machen sie mit Ihnen? Darüber hinaus sollten Sie sich ansehen, wie sich Gefühle auf Ihren Körper auswirken, denn das tun sie. Manche Emotionen treiben uns die Tränen in die Augen, andere lassen uns erröten, nehmen uns die Luft oder jagen unseren Puls nach oben. Und dann gibt es auch Gefühle, die uns Bauchschmerzen bereiten, Übelkeit erzeugen und unsere Brust eng werden lassen, während andere uns ein Lächeln auf die Lippen zaubern oder uns aufrechter und beschwingt durchs Leben gehen lassen.

Der »Eine-Minute-Seelenwetterbericht« gleicht tatsächlich einem Wetterbericht. Nur schauen wir dabei auf das innere Wetter. Ein guter Wetterbericht sagt uns einfach nur, was ist: »Leichter Regen mit gelegentlich sonnigen Abschnitten, 6 Grad, mäßiger Wind aus Süd bis Südost.« Fertig. Kein Kommentar und keine Bewertung, sondern nur eine kurze Bestandsaufnahme. Auch beim »Eine-Minute-Seelenwetterbericht« ist es wichtig, dass Sie bei der reinen Beobachtung bleiben. Wenn Sonne da ist, ist Sonne da. Wenn Unruhe da ist, ist Unruhe da. Nicht mehr und nicht weniger.

Der »Eine-Minute-Seelenwetterbericht« in sechs Schritten

1. Die Übung bietet sich vor allem unmittelbar bevor Sie zu essen beginnen (oder Ihr Essen bestellen) an. Setzen Sie sich an den Tisch und halten Sie kurz inne. Sagen Sie innerlich: »Stopp!«

2. Fragen Sie sich: »Wie ist mein inneres Wetter gerade?« Lenken Sie Ihre Achtsamkeit auf Ihre Stimmungslage. Benutzen Sie zunächst ruhig metaphorisch Begriffe wie »sonnig«, »windstill«, »neblig«, »stürmisch« oder leicht beziehungsweise stark »bewölkt«. Es geht nur um einen ersten Eindruck.

3. Erforschen Sie dann gezielt Ihre Stimmung und Ihre Gefühle. Tauchen im Augenblick Gefühle auf, die Sie klar benennen können?

4. Benennen Sie das Gefühl oder die Stimmung wenn möglich, doch tun Sie es auf neutrale Weise. »Da ist … (Unzufriedenheit, Langeweile, Eifersucht, Trauer, Neid, Unruhe, Zufriedenheit, Freude oder was es auch immer sei).« Wiederholen Sie den Satz innerlich dreimal: »Da ist …«

5. Richten Sie Ihre Achtsamkeit nun auf Ihren Körper. Wie fühlt sich Ihr Körper als Ganzes an? Welche Haltung haben Sie gerade eingenommen? Spiegelt sich das Gefühl in Ihrem Körper wider? Verändert das Gefühl beispielsweise die Spannung in Ihren Muskeln, Ihre Mimik, Ihre Haltung usw.? Lässt sich das womöglich sogar noch genauer lokalisieren? Vielleicht spüren Sie das Gefühl zum Beispiel im Bauch, in den Schultern oder im Rücken? Auch hier gilt: Versuchen Sie nur, zu erkennen, was passiert, ohne es zu bewerten oder zu verurteilen.

6. Beenden Sie die Übung, indem Sie einmal tief ein- und ausatmen. Richten Sie Ihre Aufmerksamkeit dann wieder auf Ihre Umgebung.

Durch Achtsamkeitsübungen wie das Beobachten der eigenen Gefühle können Sie jederzeit schnell wieder Kontakt zum jetzigen Moment aufnehmen. Dabei steigen Sie aus Ihren inneren Dialogen, aus dem Grübel- oder Sorgenkarussell und aus den Vorstellungen, die Stress erzeugen, aus und wenden sich dem zu, was ist. Das hilft Ihnen, für das Wunder des Augenblicks empfänglich zu werden, in dem sich Ihr Leben gerade in diesem Augenblick abspielt. Und es hilft Ihnen, typische Essmuster zu durchbrechen, die nur so lange aktiv sein können, solange Sie sich in einer Art Halbschlaf befinden.

4. Prinzip: Tagesrückschau

In den vorigen Kapiteln haben Sie Techniken kennengelernt, um Ihre Stressbelastung zu reduzieren und die inneren Weichen für eine neue, achtsamere und leichtere Ernährungsweise zu stellen. Die folgende Übung unterstützt diese Entwicklung noch. Sie fügt der Fähigkeit, sich zu entspannen und achtsam zu sein noch die Reflexion hinzu – die Kunst, sich selbst und sein Handeln mit etwas Abstand zu betrachten. Ziel dabei ist vor allem, dass Sie sich selbst auf die Schliche kommen und immer klarer durchschauen, welche Muster Sie dazu zwingen, mehr zu essen als Ihnen und Ihrer Figur gut tut.

Die Tagesrückschau ist eine Art Tagebuch, allerdings mit dem Vorteil, dass dabei vorgefertigte Fragen beantwortet werden. Viele Menschen empfinden es als lästige Pflicht, abends noch halbe Romane an Tagebucheinträgen schreiben zu müssen. Auf der anderen Seite ist aber auch klar, dass Tagebücher sehr wirkungsvoll sind, um sich Zusammenhänge bewusst zu machen – beispielsweise Zusammenhänge zwischen Stress, Emotionen und Essverhalten. Der folgende Tagesrückblick ist ein Kompromiss: Es dauert nur ein paar Minuten, den vergangenen Tag vor seinem inneren Auge noch einmal Revue passieren zu lassen. Darüber hinaus ist es auch nicht nötig, diese Übung jeden Abend zu machen. Dreimal in der Woche sollten Sie sich allerdings schon etwas Zeit dafür nehmen, denn diese Methode hat viele Vorteile:

- Sie fangen an, zu erkennen, wie Sie reagieren, wenn Sie unter Stress stehen.
- Sie können Ihre Fortschritte schwarz auf weiß nachverfolgen und immer wieder einmal zurückblättern, mit welchen Problemen Sie es zu tun haben oder hatten.
- Sie sorgen für einen gesunden Abstand. Da es beim Tagesrückblick ja darum geht, sich bereits Vergangenes wieder in Erinnerung zu rufen, wird dabei der neutrale, objektive Blick geschult.
- Sie erkennen, wo Stress- und Fressfallen im Alltag auf Sie lauern und welche Ihrer Reaktionsmuster zu belastendem Essverhalten führen.

Tipps für die Praxis

Sie können die Notizen handschriftlich oder auf dem Computer machen. Kurze Notizen genügen, es ist also nicht nötig, lange Texte zu schreiben. (Falls Sie gerne schreiben, ist das aber natürlich umso besser.)

Besorgen Sie sich einen speziellen Block, den Sie nur für Ihre Aufzeichnungen benutzen sollten.

Wenn Sie möchten, können Sie sich auch tagsüber schon ein paar Notizen auf kleine Zettel machen oder auch ein paar Sätze in Ihr Handy diktieren.

Besonders wichtig ist jedoch, dass es beim Tagesrückblick nicht darum geht, »Fehler« aufzudecken oder gar Schuldgefühle zu entwickeln. Stattdessen sollten Sie einfach nur offen und mitfühlend auf das schauen, was ist (beziehungsweise was heute war).

Denken Sie an die drei Regeln der Achtsamkeit: Bewerten und verurteilen Sie nicht, was Sie bemerken. Bleiben Sie gesammelt und konzentriert, solange Sie Ihre Notizen machen. Und drittens: Gehen Sie verständnisvoll mit sich selbst um.

Tagesrückblick »Stress & Essen«

1. Können Sie sich an eine Situation erinnern, in der Sie heute abgelenkt gegessen haben?

- Wenn ja – wo/wann war das, und was haben Sie gegessen?

  ____

  ____

  ____

- Was hat Sie genau vom Essen abgelenkt (zum Beispiel Fernsehen, Gespräche, Handy …)?

  ____

  ____

2. Haben Sie heute Süßigkeiten Salzgebäck, Chips oder Ähnliches gegessen? Oder haben Sie zwischen den Hauptmahlzeiten Snacks zu sich genommen?

- Wenn ja – wo/wann war das, und was haben Sie gegessen?

  ____

  ____

3. Können Sie sich an eine Situation erinnern, in der Sie heute eindeutig zu viel gegessen haben, einen Heißhungeranfall hatten oder sich nach dem Essen übersättigt gefühlt haben?

- Wenn ja – wo/wann war das, und was haben Sie gegessen?

  ____

  ____

- Wie haben Sie sich dabei gefühlt? Welche Gefühle hatten Sie vor dem Heißhunger und welche danach?

  ____

  ____

4. Gab es heute belastende Situationen? Haben Sie sich gestresst gefühlt?

- Wenn ja – wann/wo war das?

- Wer oder war hat den Stress bei Ihnen ausgelöst?

- Welche Reaktionen konnten Sie bei sich feststellen?
  - Körperliche Reaktionen (zum Beispiel Schwindel, Kopfschmerzen, Schlafstörungen, Verdauungsbeschwerden …)

  - Seelische oder mentale Reaktionen (zum Beispiel Überforderung, Ungeduld, Depression, Ängste, Enttäuschung, Konzentrationsschwäche, Grübeln, Panikattacken)

  - Hat die Stresssituation sich auf Ihr Essverhalten ausgewirkt? Wenn ja – inwiefern (was und wie viel haben Sie gegessen)?

Kein Stress – kein Fett! Die Strategien auf einen Blick

Der folgende Plan gibt Ihnen eine Orientierung, wie Ihr Anti-Stress-Training und die Entwicklung der Achtsamkeit rund um das Essen aussehen könnte. Sie sollten mindestens einen, besser zwei bis drei Monate dabei bleiben. Natürlich können Sie das Ganze abwandeln und Ihren Bedürfnissen anpassen. Wichtig sind dabei jedoch folgende Punkte:

1. Das achtsame Essen steht im Mittelpunkt des Programms und sollte möglichst täglich einmal geübt werden.
2. Für die PMR-Übung wie auch für die Meditation gilt: je öfter, desto besser. Selbst, wenn Sie beide Übungen täglich durchführen würden, bräuchten Sie dazu insgesamt nur eine gute halbe Stunde. Dann wäre es empfehlenswert, die Meditation am Morgen vor dem Frühstück und PMR am Abend vor dem Zubettgehen durchzuführen. Wenn Sie die Zeit nicht erübrigen können, ist es jedoch auch möglich, die Übungen jeweils vier- bis fünfmal pro Woche zu üben.
3. Die Übungen »Blitzentspannung« (Seite 56) und »Eine-Minute-Seelenwetterbericht« (Seite 63) sind gute Techniken für zwischendurch. Sie können sie immer wieder einmal oder wenigstens gelegentlich anwenden. Doch auch hier gilt: Übung macht den Meister. Je öfter Sie praktizieren, desto schneller werden sich Erfolge zeigen.

Montag	Dienstag	Mittwoch	Donnerstag	Freitag	Samstag	Sonntag
1-mal täglich achtsam Essen	1-mal täglich achtsam Essen	1-mal täglich achtsam Essen	1-mal täglich achtsam Essen	1-mal täglich achtsam Essen	1-mal täglich achtsam Essen	1-mal täglich achtsam Essen
15 Minuten PMR	15 Minuten PMR			15 Minuten PMR	15 Minuten PMR	
Meditation: Gefühle beobachten		Meditation: Gefühle beobachten	Meditation: Gefühle beobachten			Meditation: Gefühle beobachten
	Tagesrückblick		Tagesrückblick		Tagesrückblick	

Gelassen abnehmen – einfache Strategien für den Alltag

Während die in den letzten Kapiteln beschriebene Strategie »Kein Stress – kein Fett!« ein festes Programm bildet, folgen nun einige einfache Techniken, die es Ihnen ermöglichen, auch mitten im Alltag immer wieder neue Akzente rund ums Thema Abnehmen zu setzen. Bei all diesen Techniken geht es entweder darum, Ihre Achtsamkeit zu schärfen, sich besser zu entspannen, die Macht des Unterbewusstseins einzusetzen oder andere Alternativen für Stressessen kennenzulernen. Sie sollten mit diesen Übungen sehr frei und kreativ umgehen: Spüren Sie selbst, was für Sie im Moment wichtig ist, was Sie gut gebrauchen können und was weniger passt. Sehen Sie die folgenden Vorschläge einfach als Ergänzungen, als »Zusatzübungen« an, um schneller Erfolge zu erzielen.

Die 3-Minuten-Meditation

Auch bei dieser Übung geht es um Achtsamkeit. Sie hilft uns dabei, uns regelmäßig daran zu erinnern, dass es unterhalb der stürmischen See unserer täglichen Probleme noch einen tiefen, klaren Ozean der inneren Ruhe gibt. Das Schwierige bei der Entwicklung der Achtsamkeit ist nicht das Üben, denn die Techniken sind kinderleicht; das Schwierige ist, immer wieder daran zu denken, achtsam zu sein und das möglichst Tag für Tag.

Viele Teilnehmer, die einen Achtsamkeitskurs besucht haben, empfinden die »3-Minuten-Meditation« als die wertvollste Übung, die sie im Kurs gelernt haben. Das liegt sicher daran, dass die meisten von uns kaum Zeit für längere Meditationen haben, während es recht leicht fällt, auch mitten im Alltag einmal drei Minuten einzuplanen – das schaffen wir schließlich sogar beim Zähneputzen.

Mit der »3-Minuten-Meditation« können Sie den Schalter in Ihrem Bewusstsein jederzeit umlegen. Dabei schalten Sie belastende Gedanken, innere Dialoge und Probleme aus und tauchen stattdessen in die Wirklichkeit des Hier und Jetzt ein. Die »3-Minuten-Meditation« hilft Ihnen, Stress abzubauen und schädliche Essmuster aufzulösen. Sie können die Übung beispielsweise anwenden, während die Nudeln in der Küche kochen, Sie im Lokal auf Ihr Essen warten oder auch einfach, wenn Sie nach einem harten Tag nach Hause kommen. Üben Sie die »3-Minuten-Meditation« dann jedoch unbedingt, *bevor* Sie die Chips aus dem Schrank holen und den Fernseher einschalten: Durch die kurze Meditation wird der automatische Griff zur Chipstüte und Fernbedienung in den meisten Fällen nämlich überflüssig werden.

Und so funktioniert die »3-Minuten-Meditation«:

Schritt 1: Sie können die Übung im Sitzen oder Stehen ausführen. Nehmen Sie zunächst eine aufrechte und doch entspannte, würdevolle Haltung ein. Schließen Sie die Augen, wenn das möglich ist. Bewegen Sie Ihren Körper jetzt nicht mehr. Fragen Sie sich dann: »Was ist jetzt?«

- Welche Gedanken können Sie in diesem Augenblick wahrnehmen?
- Welche Gefühle sind da?
- Wie fühlt sich Ihr Körper an?

Schauen Sie einfach nur in sich selbst nach, ob es im Moment Gefühle, Gedanken oder Körperempfindungen gibt, ohne diese jedoch zu bewerten oder tiefer in die Erfahrungen einzusteigen.

Schritt 2: Bündeln Sie Ihre Aufmerksamkeit jetzt, lassen Sie die mentalen, seelischen und körperlichen Erfahrungen des Augenblicks los, und richten Sie die Achtsamkeit ganz auf den Atem. Verfolgen Sie die Bewegung des Atems im Bauchraum vom Anfang des Einatmens bis zum Ende des Ausatmens. Atemzug für Atemzug. Verändern Sie nichts, sondern beobachten Sie lediglich das Heben und Senken der Bauchdecke. Wenn Ihre Gedanken abschweifen, dann kommen Sie einfach wieder in die Gegenwart zurück – zur Bewegung des Atems. Wieder und immer wieder.

Schritt 3: Dehnen Sie den Fokus der Achtsamkeit nun wieder aus, lenken Sie die Achtsamkeit von der Atembewegung auf Ihren Körper. Spüren Sie den Körper als Ganzes – Ihre Haltung, die Spannung oder Entspannung in den Schultern, im Gesicht, den Händen und dem Bauch. Spüren

Sie den Kontakt zum Boden. Erforschen Sie alle Empfindungen in Ihrem Körper achtsam und entspannt. Dabei können Sie Ihre Achtsamkeit auch darauf richten, wie Ihr ganzer Körper atmet – in diesem Augenblick.

Beenden Sie die Übung, indem Sie die Augen öffnen und sich wieder bewegen, um sich den Tätigkeiten des Alltags zuzuwenden.

Genießen Sie sich schlank

Wer abnehmen will, denkt dabei in erster Linie sicher nicht daran, mehr zu genießen. Eine Gewichtsreduktion scheint nur erreichbar zu sein, wenn wir bereit sind, dafür die kleinen Freuden des Lebens und insbesondere des Essens zu opfern. Also heißt es, die Zähne zusammenbeißen und sich am Riemen reißen. Aber ist das wirklich die Lösung?

Sicher nicht. Über den Stress, den Diäten mit sich bringen, haben wir ja bereits gesprochen. Und auch über den Frust, wenn wir erkennen müssen, dass wir den Kampf gegen unseren eigenen Körper nie gewinnen können. Der Jo-Jo-Effekt lässt grüßen …

Enthaltsamkeit und Kasteiung ist nur für einige (sehr) wenige Menschen der richtige Weg. Für alle anderen, ganz besonders aber für Stressesser und emotionale Esser gilt genau das Gegenteil. Wir verlieren Gewicht nicht dauerhaft, indem wir gegen unsere Lebensfreude, unsere Sinnlichkeit und die Fähigkeit zu genießen arbeiten, sondern nur, indem wir uns mit uns selbst anfreunden.

»Genießen« ist ein anderes Wort für »achtsam und bewusst essen«. Wer schlingt oder ständig nebenbei und zwischendurch isst, genießt sein Essen nicht. Und wer genießt, der braucht keine großen Mengen, um befriedigt zu sein und kann auch gut auf Kalorienbomben verzichten.

Sowohl als Strategie gegen Stress als auch gegen Übergewicht ist die Kunst zu Genießen bestens geeignet:

- Wer genießt, entspannt sich dabei gründlich. Genießen lenkt die Aufmerksamkeit auf die sinnliche Wahrnehmung – Alltagssorgen, Schuldgefühle oder Selbstverurteilungen rücken dabei weit in den Hintergrund des Bewusstseins.
- Genießen schont die Verdauungsorgane, denn wer langsam isst und gründlich kaut, entlastet Magen und Darm.

- Wer genießt, nimmt schneller ab, da er mehr Wert auf die Qualität als auf die Menge der Nahrung legt. Das Prinzip »weniger ist mehr« erhöht die Zufriedenheit, und natürlich passt die Volksweisheit »weniger ist mehr« auch gut zum Zeiger der Waage ...

Es ist nicht schwer, sein Essen intensiver zu genießen. Die Prinzipien des achtsamen Essens (Seite 41 ff.) helfen Ihnen dabei, Ihr Essen voll und ganz auszukosten. Essen Sie in Ruhe, wach und bewusst; nehmen Sie sich auch zwischen den Gängen, ja sogar zwischen den einzelnen Bissen etwas Zeit.

Die Zutaten für ein Genussrezept sind schnell aufgezählt: Stellen Sie Blumen oder eine Kerze auf den Tisch, sorgen Sie für schönes Licht, entspannende Musik und genießen Sie ein leckeres, liebevoll zubereitetes Essen – am besten mit angenehmen Menschen in einer guten Atmosphäre.

Schlank im Schlaf?

Wäre es nicht traumhaft, wenn es einen Trick geben würde, durch den wir im Schlaf abnehmen? Dann könnten wir abends dick und rund ins Bett fallen und morgens rank und schlank aus den Federn hüpfen ...

Ganz so einfach ist die Sache natürlich nicht. Zwar behaupten einige Experten, dass es durchaus möglich ist, während der Nacht abzunehmen, doch erstens funktioniert das nicht von heute (Abend) auf morgen (früh), und es ist außerdem nicht so einfach, wie es klingt: Es gibt keine Zauberpille – ohne Ernährungsumstellung geht es nicht. Und das heißt wiederum, dass Regeln und Verbote zu beachten sind, was nicht gerade dazu beiträgt, Stress zu reduzieren.

Allerdings ist die »Schlank-im-Schlaf-Grundregel« recht einfach, und vielleicht möchten Sie es ja einmal eine Zeit lang ausprobieren. Um während der Nacht möglichst viele Kalorien zu verbrennen, sollten Sie abends vor allem eiweißreiche Kost zu sich nehmen und Kohlenhydrate meiden. Erlaubt sind Fleisch, Fisch, Geflügel und fettarme Milchprodukte wie Quark oder Joghurt; auch Suppen, Salate oder italienische Vorspeisen sind zu empfehlen. Dagegen sollten Sie auf Brot, Nudeln, Reis, Pizza und natürlich erst recht auf Süßigkeiten, aber auch auf Chips und Salzgebäck verzichten.

Wer abends noch viele Kohlenhydrate zu sich nimmt, bewirkt, dass sein Blutzuckerspiegel in der Nacht abstürzt. Die Folge sind Heißhungeranfälle, und diese führen dann zu den berüchtigten, nächtlichen Raubüberfällen auf den Kühlschrank. Im Gegensatz dazu führt eiweißreiche Kost am Abend über den Stoffwechsel dazu, dass der Körper während der Nacht seine Fettreserven aufzehrt.

Die »Schlank-im-Schlaf-Diät« ist sehr populär, eignet sich aber nicht für jeden. Doch auch abgesehen von dieser Methode gibt es gute Gründe dafür, sein Augenmerk beim Abnehmen auf die Nachtruhe zu richten: Wer gut und ausreichend schläft und seinen Stress reduziert, verliert nämlich schneller Gewicht als Menschen, die sich ausschließlich auf ein Ernährungs- und Sportprogramm verlassen – das konnte kürzlich in einer US-Studie mit rund 500 Versuchsteilnehmern nachgewiesen werden. Umgekehrt leiden Übergewichtige besonders häufig an Schlafstörungen. Ein schlechter Schlaf behindert die Ausschüttung von Glückshormonen. Und je weniger wohl wir uns in unserer Haut fühlen, desto größer wird die Versuchung, unsere seelischen Bedürfnisse durch große Essensmengen zu befriedigen. Die simple Formel lautet daher »Wer schlecht schläft, nimmt leichter zu.« – und natürlich trifft auch das Gegenteil zu …

Schlafen ohne Stress –die vier wichtigsten Tipps

1. Sorgen Sie für ausreichend Schlaf. Zwar ist die benötigte Schlafmenge individuell sehr unterschiedlich, doch im Allgemeinen sind sieben bis acht Stunden Schlaf ideal.

2. Wer gut schlafen will, sollte nicht zu spät ins Bett gehen. Forscher bestätigen, was schon unsere Großeltern uns einzutrichtern versuchten: Der Schlaf vor Mitternacht ist besonders erholsam.

3. Äußerlich können Sie für einen guten Schlaf sorgen, indem Sie im Schlafzimmer auf Fernsehen (und am besten Fernseher) sowie Computertätigkeiten verzichten. Lesen ist gut, aber natürlich sollten es nicht gerade Thriller sein. Das Zimmer sollte gut gelüftet und so gut wie möglich von Lärm abgeschottet sein.

4. Vor allem abends gilt: Bloß keinen Stress! Gehen Sie den Abend möglichst ruhig an. Verabschieden Sie sich innerlich von den Belastungen und Sorgen des Tages, und »fahren Sie die Motoren runter«. Nützlich ist dabei alles, was Sie dabei unterstützt, den Tag ausklingen

zu lassen. Dazu könnte beispielsweise ein kleines Yogaprogramm gehören, eine Muskelentspannungsübung (siehe PMR, Seite 47), ein Abendspaziergang oder eine warmes Wannenbad. Aber natürlich ist auch ein leckeres, leichtes Abendessen, das Sie achtsam genießen, eine gute Möglichkeit, Körper und Seele etwas Gutes zu tun.

Bewegung und Achtsamkeit

Falls Sie Gewichtsprobleme haben, könnte es gut sein, dass Sie ein Sportmuffel sind, denn die Kombination aus Übergewicht und Bewegungsmangel ist sehr verbreitet. Und sollten Sie tatsächlich ein Sportmuffel sein, dann weiß ich, wie Sie sich fühlen – ich war nämlich selbst mehr als vier Jahrzehnte lang einer. Sogar heute, wo ich mich sehr viel mehr bewege als früher, mache ich immer noch einen großen Bogen um Turnhallen und Sportgeschäfte. Daher weiß ich auch, wie unrealistisch der oft verbreitete Ratschlag für Übergewichtige ist, sich doch einfach drei- oder viermal in der Woche durch eine Ausdauersportart fit zu halten.

Gut gemeint ist die Einladung zum Sport bestimmt, denn jeder weiß, dass viel dran ist, an der alten Weisheit: »Sich regen bringt Segen.« Das erste Problem dabei ist jedoch, dass die Vorteile regelmäßiger Bewegung oft zu abstrakt erscheinen: Dass Bewegung die Blutfettwerte verbessert, Ausdauer und Koordination fördert, den Blutzuckerspiegel senkt oder die Immunabwehr steigert ist zwar schön, aber wir bringen das nicht unbedingt mit uns, unserem Leben oder gar mit unseren Möglichkeiten in Verbindung. Das Problem lässt sich jedoch leicht lösen: Die Vorteile, die Bewegung auf unseren Körper und unser Wohlbefinden hat, sind nämlich keinesfalls abstrakt, sondern können Tag für Tag hautnah erlebt werden – und das fühlt sich sehr gut an. Durch die folgenden Formulierungen können Sie eine starke Motivation aufbauen. Zum Sportler werden Sie dadurch vermutlich nicht gleich, doch der Sprung vom Bewegungsmuffel zu einem aktiven Menschen mit einer guten Körperwahrnehmung und Alltagsfitness ist kleiner, als Sie glauben. Machen Sie sich die positiven Auswirkungen von Bewegung für Ihr Leben immer wieder bewusst, indem Sie in der persönlichen »Ich-Form« formulieren:

- »Wenn ich mich mehr bewege, nehme ich schneller ab.«
- »Jeder Spaziergang hilft mir dabei, Herz und Kreislauf zu trainieren und ist Balsam für meinen Körper und meine Gesundheit.«

- »Wenn ich das Rad benutze, trainiere ich mein Gleichgewicht und lerne, schneller zu reagieren. Meine Beine werden dabei gestrafft, und ich kann an der frischen Luft Sauerstoff tanken.«
- »Ganz gleich ob Schwimmen, Radfahren, Walking oder Skilanglauf – sanfte Ausdauersportarten schützen vor Arteriosklerose und vermindern mein Risiko, einen Herzinfarkt, einen Schlaganfall oder Krebs zu bekommen.«
- »Regelmäßige Bewegung hält mich jung und gelenkig.«
- »Wenn ich mich gemeinsam mit anderen fit halte, lerne ich neue Leute kennen und kann Erfahrungen austauschen.«

Durch regelmäßige Bewegung werden nicht nur zusätzliche Kalorien verbraucht, sondern auch Stresshormone abgebaut. Bewegung ist also gleichermaßen für unsere Figur als auch für unsere Seele gut. Doch hier sind wir schon beim zweiten Problem, denn dieser Satz ist nicht allgemeingültig: Für viele Menschen bedeutet Sport nämlich Stress. Und natürlich ist es mit den positiven gesundheitlichen Wirkungen dann schnell vorbei.

Allerdings: Auch, wenn die meisten Sportarten moderat und regelmäßig betrieben zweifellos sehr gesund sind, geht es ja letztlich gar nicht um Sport, sondern um die Bewegung. Der Wert der Bewegung im Alltag sollte nicht unterschätzt werden: Es macht einen gewaltigen Unterschied, ob Sie mittags im Büro sitzen bleiben oder einen Spaziergang machen, ob Sie mit dem Rad oder mit dem Auto zum Einkaufen fahren, ob Sie die Treppe oder den Lift benutzen oder ob Sie abends lieber zum Tanzen oder Schlittschuhlaufen gehen, statt auf dem Sofa liegen zu bleiben. Viele kleine Bewegungseinheiten summieren sich schließlich zu einem guten Ganzkörpertraining.

Achtsam und entspannt für mehr Bewegung sorgen

Kommen wir trotzdem noch einmal zum Thema »Sport« zurück: Auch, wenn Sie bisher eher negative Erfahrungen mit Sport gemacht haben sollten – mit der richtigen Einstellung macht gezielte Bewegung durchaus Spaß und ist zudem ein effektives Mittel gegen Stress. Wichtig ist dabei, dass Sie den Fokus Ihrer Aufmerksamkeit von außen nach innen lenken. Vergessen Sie Pulsuhren, Fitnesspläne usw. Versuchen Sie nicht, nach dem Motto »schneller, höher, weiter« zu trainieren, sondern hören Sie stattdessen auf Ihren Körper.

Für welche Art der Bewegung Sie sich auch immer entscheiden: Bleiben Sie achtsam und entspannt. Die folgenden Tipps helfen Ihnen dabei:

- Finden Sie erst einmal heraus, welche Art von Sport am besten zu Ihnen passt. Jogging ist sicher nicht für jeden das Richtige. Spazierengehen wahrscheinlich schon eher, vielleicht sogar Walking. Doch letztlich können nur Sie selbst entscheiden, wo Sie sich am wohlsten fühlen – ob in Laufschuhen, im Fitnessclub, auf dem Rad oder im Schwimmbad.
- Machen Sie lieber zu wenig als zu viel. Wenn Sie zum Beispiel mit Jogging beginnen wollen, dann laufen Sie anfangs nicht länger als 10 oder 15 Minuten. Verfolgen Sie die Strategie der kleinen Schritte, indem Sie möglichst oft kleine Bewegungseinheiten einlegen.
- Achten Sie immer auf Ihre Grenzen. Nur Sie selbst können herausfinden, wie viel Bewegung Ihnen gut tut. Natürlich können und sollten Sie sich etwas fordern, doch trainieren Sie nie mit zusammengebissenen Zähnen, sondern mit einem Lächeln auf den Lippen.
- Achtsam zu trainieren heißt, dass Sie Ihre Aufmerksamkeit auf das Hier und Jetzt lenken. Richten Sie die Achtsamkeit auf Ihren Körper: Spüren Sie die Haltung, den Rhythmus der Bewegungen, die Spannung in den Muskeln. Woran denken Sie, während Ihr Körper in Bewegung ist? Sind Sie wirklich im Augenblick oder verlieren Sie sich in Tagträumen, inneren Selbstgesprächen, Plänen oder Erinnerungen? Achten Sie auf Ablenkungen und kommen Sie mit Ihrer Achtsamkeit dann wieder zu Ihrem Körper zurück, zu den Bewegungen und dem Atem.
- Auch, wenn Ihr Körper sich vielleicht anstrengen mag, ist das kein Grund, sich dabei mental anzustrengen. Der einfachste Weg, achtsam zu trainieren, besteht darin, die Bewegungen zu genießen. Und falls das am Anfang noch nicht so gut klappen sollte, dann geben Sie nicht zu früh auf. Wenn Sie den Bogen erst einmal raus haben, wird alles mühelos und einfach. Es lohnt sich, so lange durchzuhalten.

Das Essen entschleunigen

Wenn Sie zu schnell essen, essen Sie 100-prozentig auch zu viel. Sein Essen hinunterzuschlingen ist eine der besten Methoden, um sein Sättigungsgefühl zu überhören und auch dann noch munter weiter zu schlemmen, wenn der Körper längst mehr als genug Nahrung aufgenommen hat.

Die ganze Geschäftsidee von Fast-Food-Ketten baut darauf auf, dass in jedem Menschen ein »hungriger« Wolf lauert, der in wenigen Minuten Massen an Fett, Salz und Zucker verschlingen kann. Wer schnell isst – und das tun nicht nur Übergewichtige – folgt dabei einer Gewohnheit. Gewohnheiten sind nichts anderes als eingefahrene Verhaltensmuster, die uns dazu zwingen, Dinge immer wieder auf die selbe Weise zu tun. »Gewohnheit« ist somit ein anderes Wort für »Unachtsamkeit«.

Einer von vielen Vorteilen von Achtsamkeitsmethoden ist, dass Sie uns dazu bringen, unsere Verhaltensmuster zu erkennen, Raum für Neues zu schaffen und damit belastende Gewohnheiten zu durchbrechen. Und Schlingen gehört ohne Zweifel zu diesen belastenden Gewohnheiten, denn dadurch wird sowohl unser Körper (mit zusätzlichen Kilos) als auch unsere Stimmung belastet. Jedes Mal, wenn Sie zu schnell essen, schicken Sie ein Signal an Ihr Unterbewusstsein: »Ich bin in Eile! Es muss schnell gehen!« So entsteht ein Teufelskreis: Wenn wir gestresst sind, werden wir hektisch – auch beim Essen; und wenn wir hektisch essen, fühlen wir uns dadurch noch gestresster …

Ab Seite 34 haben Sie bereits viel über die Methode des achtsamen Essen gelesen. Diese Methode beinhaltet auch, dass Sie langsam und bewusst essen. Der Aspekt der Entschleunigung ist allerdings so wichtig, dass er einen zusätzlichen Abschnitt im Buch verdient hat. Zudem ist das langsame Essen auch eine Technik, die für sich steht.

Beim achtsamen Essen sind relativ viele Faktoren zu beachten – zum Beispiel Aussehen, Geruch und Geschmack der Nahrung sowie Gedanken und Gefühle, die beim Essen auftreten. Zwar ist das achtsame Essen auch besonders wirkungsvoll, doch oft ist es leichter und praktikabler, beim Essen »nur« auf die Verlangsamung zu achten. Allein schon diese Veränderungen bewirken sehr viel, denn sie lösen alte Essmuster auf und sorgen zudem dafür, dass Sie deutlich weniger zu sich nehmen werden.

Viele unserer Verhaltensweisen sind uns kaum bewusst, und dazu zählt leider auch, unsere Art zu essen. Wenn wir es uns angewöhnt haben, schnell zu essen und unsere Nahrung hinunterzuschlucken, ohne sie zuvor gründlich zu kauen, so hat das unangenehme Folgen: Es kann bis zu 20 Minuten lang dauern, bis das Sättigungssignal, das aus dem Verdauungstrakt an unser Gehirn geschickt wird, dort auch wirklich ankommt. Mit anderen Worten: Auch, wenn der Bauch noch so voll ist, merkt das der Kopf nicht gleich. Und je schneller wir essen, desto größer ist die Gefahr, dass wir überhören, dass wir satt sind.

Während rund um den Globus neue Fast-Food-Ketten eröffnen und die Menschen weltweit immer dicker werden, hat sich quasi im Untergrund längst ein Gegentrend formiert: Slow Food. Im Gegensatz zu den Millionen Fans von Burger- und Pizzaketten, sind die Anhänger der aus Italien stammenden Slow-Food-Bewegung zwar nur einige wenige, doch ihre Zahl steigt kontinuierlich. Es verwundert nicht, dass »Slow Foodler«, also Menschen, die frisch zubereitete Nahrung (die meist aus der Region stammt) in Ruhe und mit Muse genießen, nur selten unter Gewichtsproblemen leiden. Doch so wunderbar es auch wäre, sich zu einem mediterranen 5-Gänge-Menü unter ein paar Zypressen am Meer einzufinden – das langsame Essen lässt sich auch in der Kantine bei einem Teller Gulaschsuppe üben.

Die folgenden Tipps helfen Ihnen, »das Tempo rauszunehmen«, sich beim Essen zu entspannen und Ihr Wunschgewicht ganz ohne Stress zu erreichen:

1. Beginnen Sie damit, öfter mal achtsam wahrzunehmen, wie Sie eigentlich essen. Schlingen Sie, oder gehören Sie ohnehin eher zu den langsamen Essern? Leiden Sie unter Futterneid? Gehören Sie zu denen, die am Tisch eher schneller fertig sind als die anderen? Essen Sie manchmal wie im Rausch – gierig und angespannt, statt achtsam und entspannt? Beobachten Sie sich nur – ohne das, was Sie dabei wahrnehmen, zu bewerten.

2. Ändern Sie nun gezielt Ihr Essverhalten:

   - Setzen Sie sich immer hin, um zu essen, auch, wenn es nur ein Apfel oder ein Snack ist.

   - Atmen Sie vor den ersten Bissen dreimal durch.

- Entscheiden Sie sich bewusst, langsamer zu essen und sich Zeit zu lassen.
- Wenn Sie wenig Zeit haben, weil Ihre To-Do-Liste »überquillt«, dann essen Sie trotzdem wenigstens einmal täglich eine Kleinigkeit ohne Eile.
- Kauen Sie etwa doppelt so oft wie sonst.
- Legen Sie beim Essen viele Pausen ein. Wenn Sie mehrere Gänge essen, ergeben sich die Pausen von alleine. Aber auch, wenn Sie nur einen Teller vor sich haben, können Sie für Pausen sorgen: Legen Sie nach jedem Bissen das Besteck an den Tellerrand und verschränken Sie kurz die Hände oder legen Sie sie auf die Oberschenkel. Dieses kleine Ritual hilft enorm beim Entschleunigen.
- Essen Sie ruhig, worauf Sie Lust haben, und nehmen Sie sich auch nicht vor, besonders wenig zu essen. Geben Sie Ihrem Gehirn jedoch immer wieder die Möglichkeit, zu registrieren, dass Sie vielleicht schon satt sind. Fragen Sie sich zwischendurch immer wieder: »Habe ich wirklich noch Hunger?«
- Wenn Sie möchten, können Sie natürlich zusätzlich auch die Prinzipien des achtsamen Essens umsetzen, indem Sie sich auf den Geschmack, die Konsistenz und Temperatur Ihrer Speisen konzentrieren oder sich beim Essen immer wieder einmal mit Ihrem Atem verbinden.
- Für alle, die gern ein Schema verwenden:
  - Nehmen Sie einen Bissen in den Mund.
  - Legen Sie das Besteck weg, und verschränken Sie die Hände.
  - Kauen und schlucken Sie in aller Ruhe.
  - Atmen Sie einmal ein und aus.
  - Beginnen Sie wieder von vorn.

Atmen Sie sich schlank – Variation I

»Atmen und dabei abnehmen« – das klingt erst einmal wie ein Märchen. Sicher: Wer es schaffen würde, von Luft und Liebe zu leben, der müsste sich um seine Kleidergröße bestimmt keine Sorgen mehr machen. Aber wird man davon auch satt? Wohl kaum! Der Mensch lebt zwar nicht vom Brot allein, aber erst recht nicht nur von Luft. Andererseits ist die Idee, beim Abnehmen seinen Atem zuhilfe zu nehmen, gar nicht so abwegig wie es scheint.

Nicht nur das, was wir essen, nährt unsere Zellen, sondern auch der Sauerstoff, den wir atmen. Durch gezielte Atemübungen können Sie Ihren Stoffwechsel anregen und Ihre Zellen zusätzlich mit Sauerstoff versorgen. Der Yogaphilosophie zufolge aktivieren bestimmte Techniken zudem das Verdauungsfeuer »Agni« und bringen Ihren Körper auf diese Weise wieder ins Gleichgewicht. Wer es lernt, tiefer und gründlicher zu atmen und das Zwerchfell richtig einzusetzen, unterstützt dabei nicht nur seine Verdauung und sein Wohlbefinden, sondern er baut auch Stress ab. Sicher haben Sie selbst schon bemerkt, dass wir in Stresssituationen flach und kurz atmen. Hingegen fließt unser Atem langsam und tief, wenn wir sehr entspannt sind oder wenn wir schlafen.

Durch die folgende Übung können Sie mithilfe Ihres Atems Nahrung in Form von Sauerstoff und Lebensenergie aufnehmen. Bei dieser Technik, die aus dem Yoga stammt, werden Tiefe und Rhythmus des Atems bewusst gesteuert. Die Übung gehört zu den sogenannten »Pranayama«-Techniken. Fälschlicherweise wird »Pranayama« bei uns oft mit »Atemübungen« übersetzt. Zwar spielt der Atem tatsächlich eine zentrale Rolle, dennoch handelt es sich bei diesen Techniken eigentlich um Energieübungen. (Prana = Lebensenergie; Ayama = kontrollieren, lenken.)

Die Vorbereitung

Die folgende Übung ist eine einfache Variante von »Kapalabhati«, einer Yogatechnik, die auch als »Feueratem« bezeichnet wird. Die Übung zählt sowohl zu den Pranayama- als auch zu den Reinigungsübungen des Yoga. Kapalabhati massiert die Verdauungsorgane und regt den Stoffwechsel an. Zudem dämpft die Übung jedoch auch das Hungergefühl. Zwei bis drei Runden Kapalabhati genügen meist, um Heißhungeranfälle schon im Keim zu ersticken.

Da die Übung etwas geräuschvoll ist, eignet sie sich nur für zu Hause. Idealerweise sollte sie vor dem Essen ausgeführt werden, um von den appetitreduzierenden Wirkungen zu profitieren.

- Warnhinweise: Während die klassischen Formen von Kapalabhati sehr anspruchsvoll sind und nur unter der Leitung eines Lehrers eingeübt werden sollten, ist die folgende Variante bewusst einfach gehalten. Dennoch gilt auch hier: Üben Sie nicht mit vollem Magen. In der Schwangerschaft und bis zu drei Monaten nach der Geburt sollten Sie ebenso darauf verzichten, wie bei Herz-Kreislauf-Erkrankungen oder bei akuten Problemen im Bereich der Verdauungsorgane.
- Lüften Sie den Raum gründlich, bevor Sie beginnen.
- Sorgen Sie für eine gute Sitzhaltung. Ob Sie nun auf einem Meditationskissen oder -bänkchen oder auf einem Stuhl sitzen: Lehnen Sie sich nicht an. Versuchen Sie, die Wirbelsäule möglichst aufrecht zu halten, ohne jedoch die Schultern hochzuziehen oder das Gesicht anzuspannen. Sitzen Sie würdevoll, aufrecht und doch entspannt. Schließen Sie die Augen und legen Sie die Handflächen sanft auf den Bauch.

Übungsbeschreibung

- Atmen Sie vorbereitend dreimal tief ein und aus. Atmen Sie dabei durch die Nase; auch während der ganzen Übung wird ausschließlich durch die Nase geatmet.
- Bei Kapalabhati wird die Ausatmung deutlich betont – Sie atmen dabei kraftvoll und energisch aus. Beim Ausatmen muss die Bauchdecke nach innen eingezogen werden, beim Einatmen entspannen Sie den Bauch einfach wieder.
- Nun beginnt die eigentliche Übung: Atmen Sie mit einem kräftigen, kurzen Luftstoff durch die Nase aus und ziehen Sie dabei gleichzeitig den Bauch ruckartig nach innen. (Sie setzen dabei die gleichen Muskeln ein, die Sie beim Husten gebrauchen. Sie können sich auch vorstellen, dass Ihnen eine kleine Fliege in die Nase geflogen ist, die Sie durch ein tiefes, schnelles Ausatmen wieder hinausbefördern wollen.)

- Entspannen Sie anschließend die Bauchdecke sofort wieder und lassen Sie den Atem einfach ganz von selbst einströmen. An das Einatmen sollten Sie während der Übung gar nicht denken, sondern sie von selbst und reflektorisch geschehen lassen.
- Wiederholen Sie das schnelle Ausstoßen der Luft und das entspannte Einströmenlassen insgesamt zehnmal. Das Einatmen ist dabei mindestens doppelt so lange wie das Ausatmen.
- Legen Sie eine Pause ein, indem Sie wieder dreimal normal und entspannt durchatmen.
- Wiederholen Sie die Kapalabhati-Übung noch ein zweites Mal: Atmen Sie zehnmal kurz und kräftig durch die Nase aus, und lassen Sie das Einatmen nach jedem Ausatmen wieder ganz von selbst geschehen.
- Pausieren Sie wieder drei entspannte Atemzüge lang. Wenn möglich, sollten Sie die Übung dann noch ein letztes Mal wiederholen.
- Durch Kapalabhati werden alle Zellen mit frischem Sauerstoff versorgt und auch die Hirnströme ändern sich. Versuchen Sie, den Wirkungen der Übung noch einige Minuten lang nachzuspüren. Lassen Sie die Augen geschlossen und beobachten Sie, ob sich etwas in Ihrem Körper verändert hat. Vielleicht können Sie auch Veränderungen in Ihrer Stimmung wahrnehmen – zum Beispiel ist es möglich, dass Sie sich frischer und erholter fühlen. Und wie sieht es mit Ihrem Hungergefühl aus? Erforschen Sie, ob Sie Unterschiede zwischen Ihrem jetzigen Zustand und dem vor der Übung feststellen können.
- Um die Übung abzuschließen, öffnen Sie die Augen, strecken sich durch und wenden sich wieder Ihrem Alltag zu.

Atmen Sie sich schlank – Variation II

Atemtechniken wie die beschriebene Kapalabhati-Übung lassen sich gezielt zur Gewichtsreduktion einsetzen, allerdings sind dabei bestimmte Vorbereitungen nötig. Für die folgende Atemachtsamkeit gilt das nicht. Sie basiert auf der grundlegenden Achtsamkeitsübung, der Beobachtung des eigenen Atems. Die folgende Kurzform lässt sich im Alltag immer und überall einsetzen, und sie empfiehlt sich für unsere Zwecke besonders vor, während und nach dem Essen.

Die Übung ist sehr einfach, und doch hilft sie dabei, unseren Geist zur Ruhe kommen zu lassen. Durch die achtsame Atmung können Sie aus der Welt Ihrer Vorstellungen, Sorgen und Selbstgespräche entfliehen und sich für einen Moment auf die wirkliche Welt besinnen. Je häufiger Sie Ihren Geist im gegenwärtigen Moment ruhen lassen, desto mehr Entspannung und Gelassenheit werden Sie im Alltag erfahren.

Übungsbeschreibung

Beobachten Sie Ihren Atem für die Dauer von drei Atemzügen. Sie sollten dabei nicht versuchen, besonders langsam oder tief zu atmen. Es ist ganz gleichgültig, ob Sie gerade regelmäßig oder unregelmäßig, tief oder flach, schnell oder langsam atmen. Nutzen Sie die Meditation der drei Atemzüge einfach nur dafür, Ihre inneren Stimmen für ein paar Augenblicke zum Schweigen zu bringen und Ihren Fokus auf Ihren Atem zu richten. Schalten Sie das innere Radio ab. Halten Sie mehrmals am Tag kurz inne, denken Sie »Stopp!« und lassen Sie alle Gedanken und Gefühle los. Erforschen Sie einfach nur Ihren Atem. Auch, wenn Sie nicht mitzählen, werden Sie wissen, wann drei Atemzüge vorbei sind.

Beim Einatmen registrieren Sie: »Der Atem kommt.« Beim Ausatmen denken Sie: »Der Atem geht.« Lassen Sie ihn einfach kommen und gehen, ohne irgend etwas zu beeinflussen.

Können Sie Ihren Atem in einer bestimmten Körperregion wahrnehmen? Spüren Sie beispielsweise, wie Ihre Bauchdecke sich beim Einatmen hebt und beim Ausatmen senkt? Oder spüren Sie den Atemstrom an der Nase oder im Brustraum? Möglicherweise gibt es auch keinen besonderen Bereich, auf den sich Ihre Aufmerksamkeit richtet. Spüren Sie dann einfach nur, wie Ihr ganzer Körper ein- und dann wieder ausatmet.

Sie können die Meditation der drei Atemzüge wie einen Schalter in Ihrem Bewusstsein verwenden. Je öfter Sie diesen Schalter betätigen, desto achtsamer werden Sie im Alltag sein – und das nicht nur beim Essen. So unscheinbar die kurze Übung wirken mag, sie wirkt doch sehr entspannend und hilft, Stress abzubauen und fehlgesteuertes Essverhalten zu harmonisieren.

Fragen Sie sich schlank

Wussten Sie, dass die richtigen Fragen Sie zu Ihrem Wunschgewicht führen können? Das klappt tatsächlich, allerdings geht es dabei nicht darum, Experten oder andere zu befragen, was man essen soll. Mit äußeren Tipps ist Ihnen nur kurzfristig geholfen (wenn überhaupt). Stattdessen sollten Sie sich öfter einmal selbst Fragen stellen. Durch diese Art der Reflexion nehmen Sie Kontakt zur Weisheit in Ihrem Inneren auf. Vielleicht erhalten Sie nicht gleich eine Antwort auf Ihre Fragen, doch darum geht es auch nicht: Indem Sie sich selbst und Ihr Handeln hinterfragen, erwachen Sie aus dem Autopilot-Modus und werden achtsamer für das, was in Ihnen vorgeht.

Bei den folgenden Fragen geht es darum, zu beobachten, wie Gefühle, Stimmungen oder alte Muster Ihr Essverhalten beeinflussen. Der Sinn der Übung liegt darin, sich selbst besser zu durchschauen. Je klarer Sie nämlich sehen, wie Sie handeln, desto wahrscheinlicher ist es, dass belastende Ernährungsgewohnheiten sich wie von selbst auflösen.

Die erste Frage: »Bin ich im Moment wirklich hungrig?«

Oft essen wir, obwohl wir gar keinen Hunger, sondern bestenfalls Appetit haben. Es ist gar nicht so leicht, herauszufinden, ob wir wirklich hungrig sind oder nicht. Dazu müssen wir uns für die Botschaften unseres Körpers öffnen und in uns hineinhorchen. Falls Sie bereits viele Diäten hinter sich haben, ist es gut möglich, dass Ihr natürliches Hunger- und Sättigungsgefühl weitgehend verloren gegangen ist. Doch keine Sorge – Ihr Körper weiß so gut wie eh und je, was Sie brauchen. Und indem Sie sich diese Frage vor oder beim Essen innerlich immer wieder stellen, werden Sie die Signale Ihres Körpers schon bald wieder entschlüsseln können.

Die zweite Frage: »Welche meiner Essgewohnheiten sind für meine Gewichtsprobleme verantwortlich?«

Hierbei geht es darum, typische Fressfallen zu erkennen. Wo liegen Ihre Schwachstellen? Wo lauern die Dickmacher? Schauen Sie sich die folgenden Aussagen in Ruhe an. Gehen Sie die Liste auch später immer wieder einmal durch, denn sie hilft Ihnen dabei, sich selbst im Alltag besser wahrzunehmen:

- Essen Sie gerne zu viel, wenn Sie unter Stress oder Zeitdruck stehen?
- Ist die Kombination »Fernsehen und Chips«, »Kino und Eis« oder »Computer und Knabberzeug« ein Problem für Sie?
- Greifen Sie vor allem abends zu Süßigkeiten? Oder gehen Sie sogar nachts auf Reisen durch die Küche, um Essbares aufzutreiben?
- Trinken Sie zum Essen regelmäßig Alkohol?
- Essen Sie oft zwischendurch und fällt es Ihnen schwer, regelmäßige Mahlzeiten einzuhalten?
- Wann läuft Ihr Essverhalten am ehesten aus dem Ruder: Wenn Sie sich langweilen? Wenn Sie traurig oder einsam sind? Wenn Sie sich ärgern? Oder vielleicht, wenn Sie sich innerlich leer und unzufrieden fühlen?
- Sind Fast-Food-Restaurants, Imbissstände oder Würstchenbuden eine große Versuchung für Sie?
- Essen Sie besonders viel, wenn Sie auf Reisen sind oder auswärts essen?
- Neigen Sie dazu, hastig zu essen? Merken Sie oft erst nach dem Essen, dass es zu viel war?
- Lassen Sie sich beim Essen leicht ablenken? Sind Sie selten bei der Sache, weil Sie beim Essen oder Knabbern beispielsweise Zeitung lesen, telefonieren oder sich durch Gespräche ablenken lassen?
- Essen Sie besonders auf Partys oder bei Einladungen gerne mehr, als Ihnen gut tut? Sind Sie ein »Gesellschaftsesser«?
- Neigen Sie dazu, heimlich zu essen? Verstecken Sie Süßigkeiten an geheimen Orten, essen Sie gerne nachts oder essen Sie auch tagsüber am liebsten, wenn Sie niemand dabei beobachten kann?

Die dritte Frage: »Was hält mich eigentlich davon ab, mein Essen im Augenblick achtsam zu genießen?«

Wenn wir unser Essen nicht genießen, sondern nebenbei essen oder unsere Nahrung auf die Schnelle hinunterschlingen, so ist uns dies meist nicht bewusst. Doch selbst in der tiefsten Dunkelheit blitzt zuweilen ein Licht auf. Vor allem dann, wenn Sie damit beginnen, sich mit Achtsamkeitsübungen zu beschäftigen, wird es auch beim Essen immer öfter Augenblicke geben, in denen Sie sich bewusst sind, dass Sie essen. Fragen Sie sich in solchen Momenten, was Sie davon abhält, Ihre Mahlzeit gerade achtsam und mit allen Sinnen zu genießen.

Eine einfache Weisheit aus dem Zen-Buddhismus lautet: »Wenn du den Hof kehrst, dann kehre den Hof. Wenn du eine Tasse Tee trinkst, dann trinke eine Tasse Tee.« Immer nur eine Sache zu tun, ist in unserer Multitasking-Welt gar nicht so einfach. Doch wenn es uns gelingt, ganz bei dem zu bleiben, was wir gerade tun, werden wir dadurch ruhiger, ausgeglichener und sogar glücklicher werden. Und auch beim Essen sollten wir uns innerlich sagen: »Wenn ich esse, esse ich. Essen ist genug – mehr gibt es nicht zu tun.«

Und somit zurück zur Frage: Was hält Sie davon ab, im Augenblick des Essens auch mit Ihrem Bewusstsein ganz beim Essen zu sein?

Möglicherweise erkennen Sie die Hindernisse recht schnell. Oft sind es zum Beispiel Gedanken an das, was kommen mag oder das, was war. Auch Tagträume, Sorgen, Pläne, Selbstgespräche oder Gespräche mit anderen, Streitereien usw. kommen infrage. Und natürlich können auch Gefühle wie Einsamkeit, Frustration, Traurigkeit, Ärger oder Ablenkungen aller Art dafür verantwortlich sein, dass wir gerade »ganz woanders sind«, nur nicht beim Essen.

Ob Sie eine Antwort auf Ihre Frage bekommen oder nicht – bleiben Sie gelassen und fällen Sie keine Urteile. Schauen Sie einfach nur auf das, was im Moment da ist. Wenn Ihre Aufmerksamkeit beim Essen beispielsweise bei bestimmten Gedanken oder Gefühlen ist, dann registrieren Sie das einfach und akzeptieren Sie es. Sobald Sie erkannt haben, was Sie davon abhält, achtsam zu essen, richten Sie Ihre Aufmerksamkeit sanft auf das Essen – auf die konkreten Erfahrungen, die Ihre Sinne Ihnen vermitteln.

Die Macht der Worte nutzen

Die Worte, die wir benutzen, bleiben nicht ohne Wirkung. Wenn wir mit anderen sprechen, merken wir das sehr schnell. Doch die Auswirkungen, die unsere inneren Dialoge auf uns haben, sind uns sehr viel weniger bewusst. Worte sind formulierte Gedanken. Sie beeinflussen unsere Gefühle, unser Selbstbild, unser Selbstbewusstsein und nicht zuletzt auch unsere Ausstrahlung. Worte haben mehr Macht, als Sie vielleicht denken, denn sie entscheiden zum Beispiel darüber, ob Sie viel oder wenig Stress empfinden, ob Sie leicht oder nur schwer abnehmen und auch, ob Sie sich in Ihrem Körper wohlfühlen oder nicht.

Wir sind, was wir denken. Das konnte inzwischen auch die moderne Hirnforschung nachweisen: Unser Gehirn ist formbarer, als man es noch vor wenigen Jahren vermutet hätte. Neurowissenschaftler sprechen heute deshalb von der »Plastizität des Gehirns«. Sehr einfach ausgedrückt bilden sich je nach Art unserer Gedanken entsprechende Hirnareale aus. Wer ständig negative Gedanken hegt, dem fällt es immer schwerer, Freude, Dankbarkeit und Glück zu empfinden. Doch ebenso wie einen Muskel, können wir auch unser Gehirn formen. Dazu gibt es verschiedene Möglichkeiten, die Sie im Folgenden der Reihe nach kennenlernen werden.

Es lohnt sich, die Macht der Gedanken gezielt zu nutzen, da sie nicht nur die Struktur unseres Gehirns verändern, sondern sich indirekt sogar auf unseren ganzen Körper auswirken. Körper und Gehirn – das konnte in vielen Versuchen untermauert werden – beeinflussen sich ständig gegenseitig. Wenn Sie Ihre Gedanken verändern können, können Sie Ihre Überzeugungen ändern. Und dann wird es nicht lange dauern, bis sich diese Veränderungen auch sehr konkret auf Ihre Haltung, Ihre Körperwahrnehmung, Ihr Gewicht und Ihr Aussehen auswirken werden.

Das Problem: Belastende Glaubenssätze

Als »Glaubenssätze« werden unsere Überzeugungen bezeichnet – die Meinungen, die wir über uns selbst und die Welt haben. Negative Glaubenssätze sind einschränkende Vorstellungen, die unsere Möglichkeiten, zu handeln und in Harmonie mit uns selbst und den Menschen um uns herum zu leben, beschneiden. Die meisten Glaubenssätze stammen aus unserer Kindheit; sie wurden uns durch Eltern, Lehrer, Freunde und Bekannte eingeimpft.

Unsere Glaubenssätze sind uns meist nicht bewusst, und wir hinterfragen sie so gut wie nie. Sie bestimmen, wie wir uns selbst sehen und natürlich auch, wie wir uns bewerten. Je öfter wir sie denken, desto tiefer graben sie sich in die neuronalen Muster unseres Gehirns ein und richten dort oft großen Schaden an. Einschränkende Glaubenssätze sind schuld daran, wenn wir uns schlecht, minderwertig oder unattraktiv fühlen, und allzu leicht werden sie zu einer Quelle der Unzufriedenheit und Unsicherheit.

Übergewichtige leiden oft besonders stark unter negativen Glaubenssätzen. Ihre unbewussten Überzeugungen beziehen sich meist auf das eigene Aussehen oder die eigene Unzulänglichkeit. Vielleicht kommen Ihnen ja einige der folgenden Meinungen bekannt vor:

- »Ich bin viel zu dick.«
- »Ich bin faul. Mir fehlt es an Willenskraft.«
- »Ich bin unansehnlich – kein Wunder dass mich niemand liebt.«
- »Ich sehe unmöglich aus, ich bin einfach nicht schön genug.«
- »Die anderen sind besser/schöner/erfolgreicher als ich.«

Wenn wir uns diese oder ähnliche Sätze innerlich immer wieder selbst vorsagen, lösen sie in unserem Unterbewusstsein Befehle aus, die sich in unserem Körper manifestieren. Das, was wir glauben, bleibt nicht ohne Folgen. Wer beispielsweise fest davon überzeugt ist, dass er nicht liebenswert ist, nimmt manchmal alleine schon deshalb zu, um eine Bestätigung für seine Überzeugung zu bekommen. Einschränkende Glaubenssätze sind wie Zeitbomben, die im Unterbewusstsein ticken. Gegen diese unbewusst ablaufenden Programme hilft keine noch so strenge Diät. Doch so unumstößlich sind die Meinungen, die wir über uns selbst haben, zum Glück nicht. Eingefahrene Denkmuster bestehen schließlich auch nur aus Worten, und wir können jederzeit andere Worte wählen. Was wir glauben, das können wir auch verändern.

Die besten Lösungsstrategien

Ob es darum geht, Stress abzubauen oder sein Aussehen zu verbessern – wir sollten uns dabei unbedingt auch die Möglichkeiten zunutze machen, die in unserem Unterbewusstsein schlummern. Im Folgenden lernen Sie sechs einfache Strategien kennen, die Ihnen dabei helfen, Ihre Achtsamkeit zu verfeinern, einschränkende Glaubenssätze zu entlarven oder negative Programme im eigenen Denken auf direktem Weg durch positive Formulierungen zu löschen.

1. Achtsamkeitsmeditation: Die Gedanken beobachten

Um negative Gedankenmuster zu löschen ist positives Denken, und insbesondere die Anwendung von Affirmationen, sehr wirkungsvoll. Wir werden uns diese Methode später noch genauer ansehen. Allerdings ist es gar nicht unbedingt nötig, aufbauende Worte zu benutzen, um einschränkende Glaubenssätze zu löschen. Tatsächlich können wir belastendes Denken nämlich auch neutralisieren, indem wir gar nichts tun. »Gar nichts tun« kann dabei ruhig im wörtlichen Sinne verstanden werden. In der folgenden Meditation geht es nämlich nicht darum, sein Denken zu verändern, sondern es einfach nur achtsam zu beobachten. Das genügt vollkommen.

Wenn Sie einen Esslöffel Erde in ein Glas mit klarem Wasser geben und kräftig umrühren, erhalten Sie schlammiges Wasser. Wenn Sie das Glas nun einfach hinstellen und es eine Weile nicht mehr anrühren, setzt sich die Erde ganz von selbst auf dem Boden des Glases ab; das Wasser über der Erde ist dann wieder sauber und klar. Ähnlich wirkt die folgende Meditation auf den »Schlamm negativen Denkens«. Indem wir unser Denken in Ruhe lassen und es einfach nur beobachten, wird unser Geist ganz von selbst klar und rein.

Durch die folgende Meditation werden Ihnen Ihre Gedanken immer bewusster werden – und damit auch Ihre Glaubenssätze. Um sich von schädlichen Gedankenmustern zu befreien, sollten Sie sich möglichst täglich einige Minuten Zeit dafür nehmen:

- Setzen Sie sich aufrecht und doch entspannt auf einen Stuhl oder ein Meditationskissen. Schließen Sie die Augen, entspannen Sie Schultern und Gesicht, und legen Sie Ihre Handflächen auf die Oberschenkel.
- Atmen Sie dreimal tief ein und aus. Lassen Sie den Atem dann einfach geschehen. Atmen Sie ausschließlich sanft durch die Nase. Beobachten Sie die Atembewegung, indem Sie die Achtsamkeit auf die Bauchdecke lenken: Nehmen Sie das sanfte Heben und Senken beim Ein- und Ausatmen wahr. Verändern Sie Ihren Atem nicht, sondern lassen Sie ihn möglichst entspannt strömen.
- Es wird nicht lange dauern, bis Sie Gedanken bemerken werden. Das ist ganz normal, denn Denken ist die natürliche Aktivität unseres Geistes. Beobachten Sie die Gedanken wach und achtsam. Immer,

wenn ein Gedanke auftaucht, können Sie sich den Inhalt des Gedankens kurz ansehen. Entscheiden Sie sich dann blitzschnell für eine Kategorie, in die Sie den Gedanken einordnen können. Zu diesen Kategorien gehören zum Beispiel »Gedanken an die Zukunft«, »Planen/Projekte«, »Gedanken an die Vergangenheit«, »Sorgen/Ängste«, »Ärger/Abneigung« oder »innere Dialoge«. Darüber hinaus können aber auch Tagträume, Bilder oder Melodien in Ihrem Geist auftauchen. Achten Sie vor allem darauf, ob Sie unter Ihren Gedanken auch bestimmte Glaubenssätze entdecken können. Legen Sie in Ihrem Geist eine eigene Schublade für die Kategorie »Glaubenssätze« an.

- Was auch immer für Gedanken auftauchen – verstricken Sie sich nicht in deren Inhalt. Beginnen Sie *nicht darüber nachzudenken*. Beobachten Sie die Gedanken wie Wolken, die kommen und gehen. Teilen Sie die Gedanken nur kurz in die jeweiligen Kategorien ein, und lenken Sie Ihre Achtsamkeit dann anschließend jedes Mal wieder auf Ihren Atem.
- Beenden Sie die Meditation nach einigen Minuten, indem Sie wieder dreimal tief durchatmen und das Gewicht Ihres Körpers spüren. Öffnen Sie dann die Augen.

2. Einschränkende Glaubenssätze entlarven

Auch die folgende Möglichkeit, mit einengenden Glaubenssätzen umzugehen, besteht darin, sie aus den dunkeln Winkeln des Unbewussten ins Bewusstsein zu holen. Diesmal geschieht das jedoch nicht in der Meditation, sondern mitten im Alltag, wo diese Glaubenssätze in bestimmten Situationen ja immer wieder auftauchen. Um diesen Sätzen auf die Schliche zu kommen, sollten Sie auf die »Grammatik belastender Gedanken« achten. Folgende Satzkonstruktionen deuten besonders oft auf negative Glaubenssätze hin:

- Formulierungen, die »Ich bin« sowie eine negative Aussage enthalten (»Ich bin faul.«, »Ich bin unansehnlich.« …)
- Formulierungen, die abwertende Eigenschaftswörter enthalten (»Das sieht unmöglich aus.«, »Das/Die ist furchtbar.«, »Das ist ungesund.« …)

- Verneinende Aussagen, die »nicht« oder die Vorsilbe »un« enthalten (»Das darf man nicht tun.«, »Das ist unerträglich.«, »Das kann ich nicht.« …)
- Aussagen, die so tun, als wäre etwas nicht hinterfragbar (»Das tut man nicht.«, »Das gehört sich nicht.«, »Ohne Fleiß kein Preis.«, »Dicke sind willensschwach.«, »Sport ist gesund.« …)
- »Wenn-dann-Konstruktionen«, die eine falsche Kausalität vorgaukeln (»Wenn ich erst einmal schlank bin, … wird mein Partner mich lieben/werde ich einen bessern Job bekommen/werde ich glücklich sein …«)
- Formulierungen, die sich rund ums Essen drehen (»Ich esse immer zu viel.«, »Ich muss mehr Rohkost essen.«, »Schokolade ist ungesund.«, »Nur Schlanke können erfolgreich sein.«, »Ich bin hässlich.«, »Mein Po ist viel zu dick.«, »Fette Nahrungsmittel sind Gift.«, »Ich sollte mich schämen, so zu fressen.«, »Dicke sehen unmöglich aus.«, »Man muss seinen Teller leer essen.« …)

Beobachten Sie Ihre Gedanken vor allem vor und nach dem Essen. Eine weitere gute Strategie, um Glaubenssätze aufzuspüren, besteht darin, auf seine Gefühle zu achten. Falls Sie sich unzufrieden, minderwertig oder erschöpft und traurig fühlen, sollten Sie sehr genau hinsehen, ob nicht vielleicht ein bestimmter Glaubenssatz der Auslöser für Ihre Stimmung ist. Sehr oft ist das der Fall, denn negative Gedanken nähren negative Gefühle.

3. Belastende Glaubenssätze löschen

Jeder von uns hat mit einschränkenden Glaubenssätzen zu kämpfen, die seine Möglichkeiten, sich zu befreien und neue Wege zu gehen, untergraben. Besonders gilt dies aber für Menschen, für die Ihr Gewicht zu einem Problem geworden ist, das sie durch den ganzen Tag begleitet. Abgesehen von selbst herabsetzenden Aussagen wie »Ich bin hässlich.«, »Ich bin unbeherrscht«. oder »Mich kann man nicht lieben.«, gibt es noch einige typische Glaubenssätze, die uns Probleme vorgaukeln, wo keine sind. Solche Sätze lauten beispielsweise:

- »Es ist fast unmöglich, seine Ernährung umzustellen.«
- »Achtsam Essen ist nichts für mich, dafür bin ich zu undiszipliniert.«

- »Abzunehmen ist viel schwieriger als Zuzunehmen.«
- »Ich schaffe es sowieso nicht, mein Wunschgewicht zu erreichen.«
- »Meine Veranlagung ist schuld daran, dass ich so rund und pummelig bin.«
- »Man braucht sehr viel Willenskraft, um abzunehmen.«

Sie können diese (und andere) Glaubenssätze relativ leicht ins Wanken bringen, indem Sie die Strategie von Bryan Katie, der Autorin des Bestsellers »The Work«, anwenden. Die folgende Übung ist eine Variante, die sich besonders gut eignet, um negative Überzeugungen zu löschen:

Wählen Sie einen Glaubenssatz, der in Ihrem Kopf herumgeistert. Nehmen Sie einen Notizblock zur Hand, notieren Sie den Satz, und stellen Sie sich in Ruhe folgende Fragen.

1. Ist das überhaupt wahr?
2. Kann ich wirklich vollkommen sicher sein, dass das wahr ist?
3. Wie reagiere ich darauf, wenn ich diesem Gedanken Glauben schenke?
4. Wie würde es mir gehen, wenn ich den Gedanken nicht mehr hätte?

Eine weitere, sehr effektive (und unterhaltsame) Methode, belastende Gedanken zu löschen, stammt aus dem NLP (»NLP« oder »Neurolinguistische Programmierung« ist eine Sammlung von psychologischen Methoden, die vor allem im Coaching angewendet wird). Die Übung heißt »Auditive Belief Change« oder kurz »ABC«. Wir glauben, was wir hören. Und ebenso können wir das Hören einsetzen, um Glaubenssätze zu löschen.

Die folgende Übung dauert nicht lange. Sorgen Sie jedoch für einen ruhigen Raum, in dem Sie ungestört sind, denn für Außenstehende wirkt die Übung recht belustigend (für Sie selbst wahrscheinlich auch).

Schritt 1: Machen Sie es sich bequem. Suchen Sie sich dann einen einschränkenden Glaubenssatz aus, der etwas mit Ihrem Gewichtsproblem oder Ihrem Essverhalten zu tun hat, wie zum Beispiel »Ich schaffe es einfach nicht, abzunehmen.« oder »Abnehmen ist sehr schwer.«. Sprechen Sie diesen Gedanken nun zunächst einmal innerlich aus und wiederholen Sie ihn zwei- oder dreimal.

Wie fühlen Sie sich, während Sie diesen Gedanken denken?

Schritt 2: Nehmen Sie nun kurz Kontakt zum Hier und Jetzt auf. Schließen Sie die Augen, lassen Sie Ihren Gedanken los und atmen Sie dreimal entspannt durch. Achten Sie darauf, mit jedem Ausatmen Spannungen im Gesicht, den Schultern oder dem Bauch loszulassen. Wenn es für Sie passt, können Sie ein sanftes Lächeln auf Ihr Gesicht zaubern.

Schritt 3: Kehren Sie nun noch einmal zu dem negativen Glaubenssatz zurück. Diesmal sprechen Sie ihn jedoch laut aus und ziehen ihn ins Lächerliche, indem Sie Ihre Sprechweise dabei folgendermaßen verändern:

- Sprechen Sie fünfmal im normalen Tempo und normaler Tonlage – dann dreimal tief durchatmen, den Kontakt zum Hier und Jetzt aufnehmen und entspannen.
- Sprechen Sie fünfmal schnell, aber mit tiefer Stimme – anschließend dreimal tief durchatmen, den Kontakt zum Hier und Jetzt aufnehmen und entspannen.
- Sprechen Sie den Satz fünfmal sehr langsam und gedehnt mit Geisterstimme – dann dreimal tief durchatmen, den Kontakt zum Hier und Jetzt aufnehmen und entspannen.
- Sprechen Sie fünfmal sehr schnell und piepsig, wie mit einer Mickymaus-Stimme– dann dreimal tief durchatmen, den Kontakt zum Hier und Jetzt aufnehmen und entspannen.

Schritt 4: Spüren Sie jetzt abschließend noch einmal in sich hinein. Lassen Sie den Atem entspannt strömen und fragen Sie sich, ob sich etwas verändert hat. Kommt es Ihnen inzwischen reichlich seltsam vor, wenn Sie die alte Überzeugung nochmals mit normaler Stimme aussprechen? Müssen Sie dabei schmunzeln?

Führen Sie die Technik, wenn nötig, in den nächsten Tagen noch einige Male aus und/oder wenden Sie sie auch bei anderen einschränkenden Glaubenssätzen an. (Variante: Sie können den Satz auch auf die Melodie eines Kinderliedes singen.)

5. Affirmationen – Powersätze für das Unterbewusstsein

Affirmationen sind ein fester Bestandteil des positiven Denkens. Die kurzen, positiv formulierten, selbstbejahenden Sätze werden zur Motivation, für Veränderungsprozesse und inneres Wachstum genutzt. Mit Affirmationen können Sie Ihr Unterbewusstsein durch die Kraft der Worte umprogrammieren; dabei werden Sie eine neue Wirklichkeit erschaffen. Konsequent ausgeführt können Affirmationen nicht nur dazu beitragen, unsere Gedanken, Gefühle und unser Verhalten zu ändern, sondern sie helfen uns sogar, gezielt einen schlankeren oder beweglicheren Körper zu erschaffen.

Die Powersätze, die wir uns selbst innerlich immer wieder vorsagen sollten, helfen uns dabei, uns unsere Wünsche zu erfüllen, indem Sie unseren Geist konzentriert auf ein Ziel ausrichten. Die Aussagen sinken tief in unser Unterbewusstsein, wo sie belastende mentale Programme auflösen. Affirmationen sind wie Befehle, die wir an unser Unterbewusstsein senden.

10 wichtige Regeln

1. Wählen Sie nur Affirmationen, die auch ein gutes Gefühl in Ihnen auslösen. Es bringt nichts, irgendwelche Sätze mechanisch zu wiederholen, denn nur, wenn Sie auch fühlen, was Sie sagen, können die Aussagen ihre Wirkung entfalten. Meiden Sie vor allem Affirmationen, die starke innere Widerstände in Ihnen wecken.

2. Formulieren Sie Affirmationen grundsätzlich positiv. Sagen Sie also nicht, was Sie »nicht« wollen und vermeiden Sie auch Wörter wie »kein«. Richten Sie Ihre Energie stattdessen ausschließlich auf das Positive.

3. Verwenden Sie möglichst kurze, einprägsame Sätze. Konzentrieren Sie jede Aussage auf das Wesentliche – je weniger Worte, desto mehr Kraft steckt in den Sätzen.

4. Sprechen Sie den Satz Ihrer Wahl innerlich oder flüstern Sie ihn leise. Im Auto oder an Orten, wo das möglich ist , können Sie die Sätze aber auch laut aussprechen.

5. Sie können Affirmationen sehr meditativ einsetzen. Dazu verbinden Sie sie mit Ihrem Atem. Denken Sie den Satz mit dem Ausatmen. Während Sie Einatmen entspannen Sie sich dann einfach und geben der Affirmation die Gelegenheit, ins Unterbewusstsein zu sinken. Wiederholen Sie das einige Male: Denken Sie den Satz, während Sie langsam ausatmen – dann wieder einatmen und entspannen.

6. Es gibt sehr unterschiedliche Vorstellungen über die Häufigkeit der Wiederholung. Doch nur Sie selbst können für sich herausfinden, ob es besser für Sie ist, wenn Sie die Affirmation nur dreimal langsam sprechen oder ob es eher 30-mal sein sollten. Es hat sich jedoch bewährt, die Affirmation mehrmals täglich zu wiederholen.
7. Wundern Sie sich nicht, wenn es Ihnen anfangs recht seltsam vorkommt, Sätze zu sagen, die Ihr Verstand noch nicht verinnerlicht hat. Manchmal dauert es bis zu drei Monate, bis Affirmationen alte Glaubenssätze abzulösen beginnen. Bleiben Sie einfach dabei, die Sätze mehrmals täglich zu wiederholen und bewahren Sie Geduld.
8. Formulieren Sie Affirmationen immer in der Gegenwartsform. Affirmationen beziehen sich nicht auf die Wirklichkeit, wie sie sich uns momentan darstellt, sondern auf die Wirklichkeit, die wir kreieren wollen. Daher ist es auch nicht hilfreich zu sagen: »Ich werde mich leicht und beweglich fühlen.« Sagen Sie stattdessen »Ich fühle mich leicht und beweglich.« Auch, wenn Sie das Gefühl im Moment noch nicht haben, kann es sich doch nur einstellen, wenn Sie es einfach voraussetzen. (»Ich werde« ist im Prinzip eine negative Art der Formulierung, da sie unser Bewusstsein auf das lenkt, was eben »noch nicht« ist.)
9. Kleine Zettel in der Tasche oder Post-it-Aufkleber am Schreibtisch, im Bad oder im Auto helfen Ihnen, im Alltag immer wieder an Ihre Affirmation zu denken.
10. Die ideale Zeit, um die Affirmationen anzuwenden, ist der frühe Morgen, gleich nach dem Aufwachen (wenn Sie noch im Bett liegen) sowie der späte Abend unmittelbar vor dem Einschlafen (wenn Sie bereits im Bett liegen).

Die richtigen Affirmationen

Natürlich können nur Sie selbst herausfinden, welche Affirmationen die richtigen für Sie sind. Anfangs ist es gut, ein wenig herumzuexperimentieren, doch wenn Sie sich erst einmal für eine Formulierung entschieden haben, sollten Sie über mehrere Wochen dabei bleiben. Auch, wenn nichts dagegen spricht, mit zwei oder drei Affirmationen gleichzeitig zu arbeiten, sollten es doch auch nicht zu viele auf einmal werden.

Die folgenden Beispiele sind Anregungen. Viele davon haben sich bei der Arbeit mit Übergewichtigen sehr bewährt. Probieren Sie selbst aus, wie Sie mit den Formulierungen zurechtkommen und scheuen Sie sich nicht, diese an Ihre Bedürfnisse anzupassen:

- »Ich gebe mir die Erlaubnis, schlank zu sein.«
- »Ich achte von Tag zu Tag mehr auf meine Ernährung.«
- »Ich bin bereit, mein Idealgewicht jetzt zu erreichen.«
- »Ich genieße es, attraktiv zu sein.«
- »Ich esse nur so viel, wie mein Körper wirklich braucht.«
- »Abzunehmen fällt mir leicht.«
- »Ich bin liebenswert.«
- »Ich darf mich wohlfühlen.«
- »Ich darf schlank sein.«
- »Ich lächele meinem Körper zu.«
- »Ich bin gesund, vital und voller Energie.«
- »Ich fühle mich von Tag zu Tag immer leichter und leichter.«
- »Ich gestatte es mir, mein Wunschgewicht zu haben.«
- »Kleine Portionen zu essen, macht mir immer mehr Spaß.«

6. Mantras der Gelassenheit

Eine sehr kraftvolle Möglichkeit, negative Denkmuster zu durchbrechen, ist der Einsatz von Mantras (oder »Mantren«). Der Begriff »Mantra« stammt aus dem Sanskrit. Als Mantras wurden ursprünglich heilige Verse bezeichnet, die im Yoga und im Buddhismus eine große Rolle spielten. Inzwischen werden sie jedoch auch in Bereichen angewendet, die mit der fernöstlichen Spiritualität nur noch wenig gemeinsam haben. Im Sanskritwort »Mantram« stecken die Wortwurzeln »manas« (Geist) und »tram« (Schutz). Mantras schützen unseren Geist vor »Geistesgiften« wie Hass, Gier, Angst oder Unruhe.

Auch Mantras bestehen aus Worten, doch es gibt einige Unterschiede zu Affirmationen. Bei der Verwendung von Mantras geht es nicht darum, dem Unterbewusstsein suggestive Befehle zu senden und es umzuprogrammieren. Im Gegensatz zu Affirmationen dienen Mantras nicht dazu, unser Potenzial in Wirklichkeit zu verwandeln, sondern die bereits vorhandene Wirklichkeit neu zu interpretieren. Mantras sind wie Filter, durch die wir die Wirklichkeit ansehen können – allerdings sind es Filter, die wir selbst wählen. Durch die Anwendung von Mantras lernen wir, eine neue

Perspektive einzunehmen, wodurch sich die Bewertung dessen, was wir erleben, schlagartig verändert.

Die Mantras, die Sie im Folgenden kennenlernen werden, dienen dazu, mentale Anspannungen aufzulösen und mehr Ruhe und Gelassenheit zu entwickeln. Je entspannter Ihr Geist ist und je weniger Stress Sie empfinden, desto kleiner ist die Gefahr, dass Sie sich durch Stressessen entspannen müssen. Vielleicht klingt der Begriff »Mantra« auf Sie ja ein wenig exotisch. Doch eigentlich handelt es sich dabei nur um Lebensweisheiten, die auch in unserer Kultur seit Jahrhunderten weit verbreitet sind.

Jedes Jahr verbringe ich den Sommer am Chiemsee. Wenn ich eine alte Bäuerin, die ich gut kenne und die oft viele Stunden auf einer Bank vor ihrem Bauernhof verbringt, darauf anspreche, dass schlechtes Wetter aufzieht oder die Mückenplage dieses Jahr wieder einmal unerträglich ist, antwortet sie mit einem Lächeln »S'huift ja nix.« (»Es hilft ja nichts.«). Diesen Satz kann man natürlich auch auf andere Weise ausdrücken: »Die Dinge sind, wie sie sind.« oder »Wolken sind Wolken, Berge sind Berge.« Dies entspräche eher der Ausdrucksweise von japanischen Zen-Meistern, deren Weisheiten sich, wie Sie sehen, gar nicht so sehr von denen alter bayrischer Bäuerinnen unterscheiden …

Im Gegensatz zu Affirmationen sollten Mantras nicht im stillen Kämmerlein oder kurz vor dem Einschlafen, sondern mitten im Alltag zur Anwendung kommen – und zwar genau dann, wenn eine Situation uns dazu verführt, gewohnheitsmäßig negativ auf sie zu reagieren. Wenn Ihnen zum Beispiel der Bus vor der Nase davon fährt, so können Sie statt »So ein Mist.« auch denken: »Es ist, wie es ist. Busse fahren, wenn sie fahren – das ist schon in Ordnung.«

Wenn Ihr Chef eine unsensible Bemerkung macht, können Sie denken »Menschen sind manchmal unsensibel. Das ist schon in Ordnung.« Durch die Mantras der Gelassenheit können Sie den kleineren und größeren Katastrophen des Lebens die Spitze nehmen. Gerade auch im Umgang mit sich selbst, können Mantras dazu führen, Stress augenblicklich zu reduzieren. Durch Mantras setzen Sie die Dinge in einen neuen Bezugsrahmen – Sie bauen innere Widerstände ab und entspannen sich geistig, wodurch sich schließlich auch der Körper entspannt.

Jedes Mal, wenn Sie die Mantras der Gelassenheit wiederholen, verändern Sie dadurch Ihre Wahrnehmung der Wirklichkeit. Und damit verändern sich auch Ihre Erfahrungen. Indem Sie den Stress schon in dem Moment, in dem er entsteht, stoppen, löschen Sie die üblichen Gedanken-, Gefühls- und Verhaltensmuster. Sie trainieren auf diese Weise Gelassenheit und Zufriedenheit.

Vorsicht, Stress-Mantras!

Stress-Mantras sind Glaubenssätze, die wir oft kaum bemerken, die aber viel Unheil in unserem Geist anrichten können. Durch diese inneren Leitsätze setzen Sie sich selbst unter Druck – und die Folgen belasten nicht nur Ihre Laune, sondern meist auch Ihr Gewicht. Nehmen Sie sich daher vor den folgenden Stress-Mantras in Acht:

- »Das muss unbedingt heute noch erledigt werden.«
- »Ich esse nie wieder Süßigkeiten.«
- »Ich mache immer wieder die gleichen Fehler.«
- »Das ist nicht gut genug.«, »Ich bin nicht gut genug.«
- »Wenn ich das nicht schaffe, bin ich ein Versager.«
- »Das Problem muss ich lösen.«

Mantras der Gelassenheit

Die folgenden Mantras sollten Sie immer dann einsetzen, wenn Sie es mit einer konkreten Erfahrung zu tun haben, die Sie gewohnheitsmäßig negativ bewerten würden. Mit etwas Übung werden Sie im Alltag sehr viele Gelegenheiten finden, in denen Sie die Mantras der Gelassenheit anwenden können. Sie können die Wirkung unterstützen, indem Sie die Sätze innerlich sehr langsam und ruhig sprechen. Atmen Sie etwas länger aus als sonst, und dehnen Sie den Satz über die gesamte Länge der Ausatmung aus.

- »Alles ist vollkommen in Ordnung, so wie es ist.«
- »Ich muss nichts ändern.«
- »Das ist nicht mein Problem.«
- »Für so etwas habe ich jetzt keine Zeit.«
- »Ich lasse den Dingen ihren Lauf.«
- »Ich bin nicht dazu da, um andere Erwartungen zu erfüllen.«
- »Immer schön eins nach dem anderen.«
- »Angenehme Erfahrungen sind okay – unangenehme Erfahrungen sind okay.«
- »Es ist, wie es ist.«
- »Zufriedenheit ist (m)eine Entscheidung.«
- »Menschen/Dinge sind manchmal so – das ist kein Problem.«

Anhang

Ein Wort zum Abschied

Sie haben in diesem Buch viele Möglichkeiten kennengelernt, Ihre Stress- und damit auch Ihre Essmuster zu durchbrechen. Im Mittelpunkt steht dabei die Strategie »Kein Stress – kein Fett!«, die auf vier Säulen ruht: 1. Achtsam essen, 2. Den Körper entspannen, 3. Die Gefühle erforschen und 4. Tagesrückschau. Wenn Sie die Übungen über mehrere Wochen oder besser noch einige Monate regelmäßig durchführen, werden Sie staunen, wie stark sich das auf Ihr Essverhalten und schließlich auch auf Ihr Körpergewicht auswirkt.

Möglicherweise taucht an dieser Stelle in Ihrem Inneren eine Blockade auf: Schließlich könnte man jetzt leicht auf die Idee kommen, dass es »stressig« sei, die Techniken in seinen Alltag einbauen zu müssen. Doch tatsächlich sind die Übungen keinesfalls anstrengend oder belastend – ganz im Gegenteil: Sie werden deutlich mehr Stress empfinden, wenn Sie im Hamsterrad bleiben, als wenn Sie sich in Richtung Entspannung und Gelassenheit bewegen.

Darüber hinaus lassen sich Achtsamkeits- und Entspannungsübungen nicht mit Diäten vergleichen. Während Erstere unserem natürlichen Gefühl, gut für uns zu sorgen, entsprechen, bedeuten Letztere immer einen Kampf gegen sich selbst. Daher brauchen Sie auch sehr viel Willenskraft, um eine Diät durchzuhalten, während Sie Meditationen und Entspannungsmethoden ganz ohne Stress in Ihren Alltag einbauen werden, sobald Sie den Anfangswiderstand überwunden haben, der immer dann auftaucht, wenn wir einen neuen Weg beschreiten.

Das Ziel dieses Buches liegt darin, Stress zu reduzieren und Gelassenheit zu entwickeln.

Damit das gelingt, ist es hilfreich, einige Anti-Stress-Tipps zu beachten:

- Schluss mit Verboten und Ernährungsregeln! Nehmen Sie sich vor, ab jetzt nichts mehr zu tun, was Ihrem Bauchgefühl widerspricht. Essen Sie, worauf Sie Lust haben, was Ihnen gut tut, und vor allem, was Ihnen schmeckt. Hören Sie noch heute damit auf, Kalorien zu zählen oder Ihr Essen nach Trennkost-, Low-Fat-, Blutgruppen-, Glyx- oder sonstigen Kategorien einzuteilen.

- Falls Sie es doch nicht lassen können: Sehen Sie Diäten nie als äußere Verbote, sondern als Achtsamkeitsexperimente an. Denken Sie immer daran: Es ist Ihre Entscheidung! Niemand zwingt Sie, vegan zu essen. Niemand zwingt Sie, auf Zucker zu verzichten. Wenn Sie aber doch einmal eine Zeitlang ganz auf Zucker oder Fleisch verzichten wollen, wie wir das in der Minus-1-Diät vorgeschlagen haben, so sehen Sie das nicht als Zwang, sondern als einen interessanten Versuch an.

- Achten Sie immer auf sich selbst – auf die Stimme in Ihrem Inneren: Was verändert sich? Wie fühlen Sie sich? Welche Wirkungen können Sie auf körperlicher, seelischer und geistiger Ebene feststellen, wenn Sie achtsam in sich hineinspüren?

- Einige Ernährungstheorien mögen recht überzeugend sein, doch meistens verursachen sie Stress. Hüten Sie sich vor »Schwarz-Weiß-Denken«. Schokolade ist nicht immer schlecht, Karotten sind nicht immer gut. Wie für alles, so gilt auch für unser Essen, dass die Dinge nicht entweder richtig oder falsch, gut oder böse sind. Das Leben ist bunt. Bleiben Sie offen. Manchmal sind Süßigkeiten fantastisch, während Rohkost zuweilen schädlich sein kann. Vertrauen Sie ausschließlich auf Ihre Körperintelligenz und Ihre Achtsamkeit, statt auf immer neue Theorien über das, was wir essen »dürfen« und was nicht.

- Wenden Sie die Methoden in diesem Buch kreativ an:

  - Glauben Sie immer noch, dass Entspannungsübungen anstrengend sind? Wie wäre es dann mit folgender Affirmation: »Abnehmen ist sehr leicht.« Wiederholen Sie diesen Satz bereits morgens vor dem Aufstehen einige Male und dann auch im Laufe des Tages immer wieder.

- Fällt es Ihnen schwer, wenigstens einmal täglich achtsam zu essen? Dann stellen Sie sich doch eine Frage aus dem Kapitel »Fragen Sie sich schlank.« (Seite 87): »Was hält mich eigentlich davon ab, mein Essen achtsam zu genießen?«
- Sie scheitern immer wieder und glauben, dass Sie zu schwach sind, weil Sie öfter keine Zeit oder Lust haben, zu meditieren oder PMR zu üben? Dann versuchen Sie es doch mit folgendem Mantra: »Ich hatte heute keine Lust (keine Zeit). Menschen haben manchmal keine Lust (keine Zeit). Das ist vollkommen in Ordnung so. Daran muss ich nichts ändern.«

Wie Sie sehen, kommt es jetzt nur noch auf Sie selbst an. Sie können sich jetzt sofort dafür entscheiden, sich vom Diätwahn zu verabschieden. Stattdessen können Sie sich auf den inneren Weg machen. Vertrauen Sie sich diesem inneren Weg an – vielleicht erscheint er Ihnen manchmal wie ein Umweg, doch er wird Sie im Laufe der Zeit ganz entspannt ans Ziel bringen.

Wichtige Veränderungen müssen immer von innen kommen – und das gilt auch bei der Ernährung. Ganz gleich, wie groß das Problem auch erscheinen mag: Es gibt immer einen Notausgang. Wichtig ist nur, dass Sie sich im Ernstfall daran erinnern, dass die Tür nicht nach außen, sondern nach innen aufgeht.

Literaturhinweise

- R. Schweppe: Schlank durch Achtsamkeit – Durch inneres Gleichgewicht zum Idealgewicht. (systemed 2011)
- R. Schweppe: Achtsam abnehmen – 33 Methoden für jeden Tag. (systemed 2013)
- R. Schweppe, A. Long: Der Seelenschlüssel zum Wunschgewicht. (Goldmann 2013)
- R. Schweppe, A. Long: Die Minus-1-Diät. Freier und leichter werden mit der Achtsamkeitsformel. (Südwest 2011)
- A. Long, R. Schweppe: Die EGO-Diät. (Südwest 2014)
- A. Long, R. Schweppe: Die 7 Geheimnisse der Schildkröte: Den Alltag entschleunigen, das Leben entdecken. (Heyne 2010)
- A. Long, R. Schweppe: Nicht anstrengen, leben: Das Dao des Alltags (Heyne 2009)
- A. Long, R. Schweppe: Praxisbuch NLP: Die eigenen Kräfte aktivieren und sich auf Erfolg programmieren. (Südwest 2014)
- A. Long, R. Schweppe: Meditation: Techniken für innere Ruhe & Entspannung. (BLV 2014)
- A. Schwarz, A. Long: Muskelentspannung nach Jacobson. (BLV 2011)112

Register

A

B

C

D

E

G

H

I

J

K

L

M

LOGI-Methode

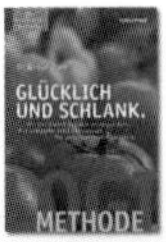

-BEST-SELLER-

Glücklich und schlank.
Mit viel Eiweiß und dem richtigen Fett.
Das komplette LOGI-Basiswissen.
Mit umfangreichem Rezeptteil.
Dr. Nicolai Worm
978-3-927372-26-9 **19,90 €**

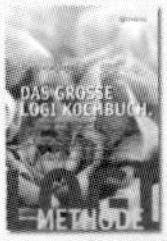

-BEST-SELLER-

Das große LOGI-Kochbuch.
120 raffinierte Rezepte zur Ernährungsrevolution von Dr. Nicolai Worm.
Mit exklusiven LOGI-Kompositionen der Spitzenköche Alfons Schuhbeck, Vincent Klink, Ralf Zacherl, Christian Henze und Andreas Gerlach.
Franca Mangiameli
978-3-927372-29-0 **19,95 €**

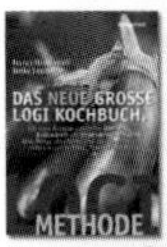

-BEST-SELLER-

Das neue große LOGI-Kochbuch.
120 neue Rezepte – auch für Desserts, Backwaren und vegetarische Küche.
Jede Menge LOGI-Tricks und die klügsten Alternativen zu Pizza, Pommes und Pasta.
Franca Mangiameli | Heike Lemberger
978-3-927372-44-3 **19,95 €**

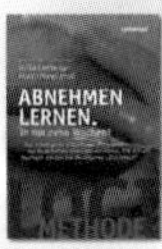

Abnehmen lernen. In nur zehn Wochen!
Das intelligente LOGI-Power-Programm zur dauerhaften Gewichtsreduktion.
Mit diesem Tagebuch werden Sie Ihr eigener LOGI-Coach!
Heike Lemberger | Franca Mangiameli
978-3-927372-46-7 **18,95 €**

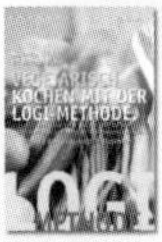

-BEST-SELLER-

Vegetarisch kochen mit der LOGI-Methode.
LOGI ohne Fisch und Fleisch?
Na klar! 80 innovative und kreative LOGI-Veggie-Rezepte.
Wenige Kohlenhydrate – glutenfrei!
Susanne Thiel | Dr. Nicolai Worm
978-3-927372-80-1 **19,95 €**

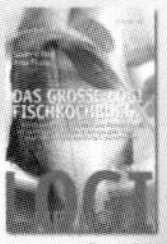

Das große LOGI-Fischkochbuch.
Köstliche Gerichte mit Fisch und Meeresfrüchten aus heimischen Gewässern und aus aller Welt.
Susanne Thiel | Anna Fischer
978-3-942772-07-5 **19,99 €**

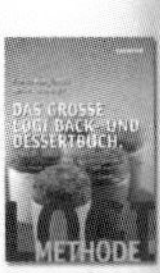

-BEST-SELLER-

Das große LOGI-Back- und Dessertbuch.
Über 100 raffinierte Dessertrezepte, die Sie niemals für möglich gehalten hätten. So macht Leben nach LOGI noch mehr Spaß!
Mit ausführlichem Stevia-Extrakapitel.
Franca Mangiameli | Heike Lemberger
978-3-927372-66-5 **19,95 €**

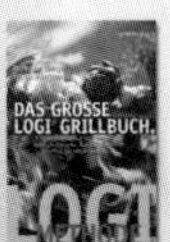

Das große LOGI-Grillbuch.
120 heiß geliebte Grillrezepte rund um Gemüse, Fisch und Fleisch.
Ein Fest für LOGI-Freunde.
Heike Lemberger | Franca Mangiameli
978-3-942772-12-9 **19,99 €**

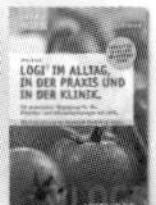

LOGI im Alltag, in der Praxis und in der Klinik.
Andra Knauer
978-3-942772-31-0 **8,99 €**

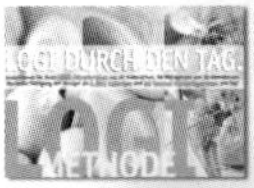

FLIP CHART TISCH AUFSTELLER

LOGI durch den Tag.
Kombinieren Sie Ihren LOGI-Abnehmplan aus 50 Frühstücken, 50 Mittagessen und 50 Abendessen. Maximale Sättigung mit weniger als 1.600 Kalorien und 80 Gramm Kohlenhydraten pro Tag!
Franca Mangiameli
978-3-927372-79-5 **29,95 €**

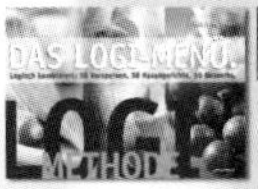

FLIP CHART TISCH AUFSTELLER

Das LOGI-Menü.
Logisch kombiniert: 50 Vorspeisen, 50 Hauptgerichte, 50 Desserts.
Franca Mangiameli
978-3-927372-60-3 **29,95 €**

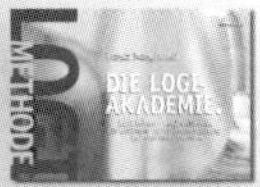

FLIP CHART TISCH AUFSTELLER

-FÜR-FACHKREISE

Die LOGI-Akademie.
LOGI lehren – LOGI verstehen.
Ein Leitfaden zur Patientenschulung und zum Selbststudium.
Franca Mangiameli
978-3-927372-59-7 **48,00 €**

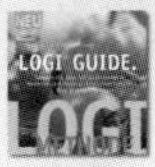

-BEST-SELLER-

LOGI-Guide.
Tabellen mit über 500 Lebensmitteln, bewertet nach ihrem glykämischen Index und ihrer glykämischen Last.
Franca Mangiameli
Dr. Nicolai Worm | Andra Knauer
978-3-942772-02-0 **6,99 €**

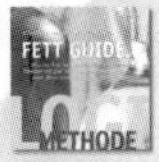

Fett Guide.
Wie viel Fett ist gesund? Welches Fett wofür? Tabellen mit über 500 Lebensmitteln, bewertet nach ihrem Fettgehalt und ihrer Fettqualität.
Heike Lemberger
Ulrike Gonder | Dr. Nicolai Worm
978-3-942772-09-9 **9,99 €**

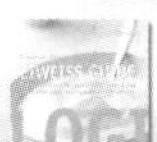

ERSCHEINT APRIL 2014
VORBESTELLBAR AB SOFORT!

Eiweiß-Guide.
Tabellen mit über 500 Lebensmitteln bewertet nach ihrem Eiweißgehalt und ausgewählten Aminosäuren.
Franca Mangiameli | Heike Lemberger
Dr. Nicolai Worm
978-3-942772-64-8 **7,99 €**

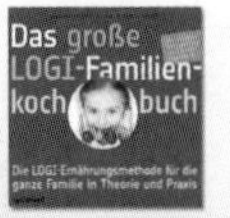

Das große LOGI-Familienkochbuch.
Die LOGI-Ernährungsmethode für die ganze Familie in Theorie und Praxis.
Mit 100 tollen Rezepten, die auch Kindern schmecken.
Marianne Botta | Dr. Nicolai Worm
978-3-927372-96-2 **19,99 €**

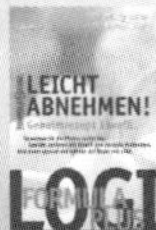

Leicht abnehmen! Geheimrezept Eiweiß.
Gewicht verlieren mit Eiweiß und Formula-Mahlzeiten. Und dann: gesund und schlank auf Dauer mit LOGI.
Dr. Hardy Walle | Dr. Nicolai Worm
978-3-927372-39-9 **19,95 €**

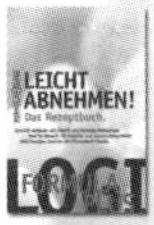

Leicht abnehmen! Das Rezeptbuch.
Gewicht verlieren mit Eiweiß und Formula-Mahlzeiten. Und für danach: 70 einfache und abwechslungsreiche LOGI-Rezepte.
Dr. Hardy Walle
978-3-927372-40-5 **12,95 €**

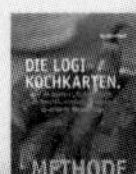

Die LOGI-Kochkarten.
Die besten LOGI-Rezepte.
Einfallsreich, einfach, preiswert.
978-3-942772-54-9 **17,99 €**

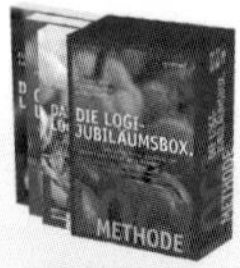

Die LOGI-Jubiläumsbox.
Zehn erfolgreiche, glückliche und schlanke Jahre mit der LOGI-Methode.
Enthält DIE drei Standardwerke rund um die LOGI-Methode zum Jubiläumspreis.
- Glücklich und schlank.
- Das große LOGI-Kochbuch.
- Das neue große LOGI-Kochbuch.

Dr. Nicolai Worm | Franca Mangiameli
Heike Lemberger
978-3-927372-68-9 **45,00 EUR**
(erhältlich solange der Vorrat reicht)

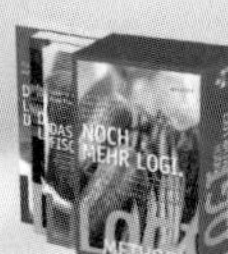

Noch mehr LOGI.
Die LOGI-Fisch-, -Back- und -Grillbox.
Über 400 raffinierte Rezepte.
Die Box beinhaltet:
- das große LOGI-Fischkochbuch
- das große LOGI-Grillbuch,
- das große LOGI-Back- und -Dessertbuch

Heike Lemberger | Franca Mangiameli
Susanne Thiel | Anna Fischer
978-3-942772-48-8 **45,00 EUR**
(erhältlich solange der Vorrat reicht)

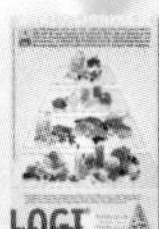

DIN-A1-Poster: LOGI-Pyramide.
(erhältlich nur beim Verlag)
6,50 € zzgl. 5,00 € Versand

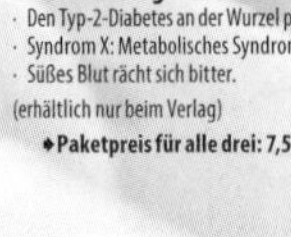

LOGI-Grundlagenbroschüren.
- Den Typ-2-Diabetes an der Wurzel packen.
- Syndrom X: Metabolisches Syndrom.
- Süßes Blut rächt sich bitter.

(erhältlich nur beim Verlag)
◆ **Paketpreis für alle drei: 7,50 €**

www.systemed.de

LOGI/Gesundheit

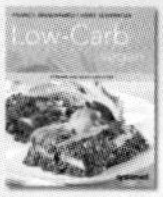

NEU

Low-Carb vegan.
40 Rezepte ohne tierische Lebensmittel.
Franca Mangiameli | Heike Lemberger
978-3-942772-68-6 **7,99 €**

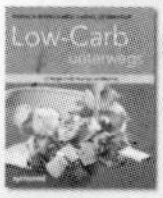

NEU

Low-Carb unterwegs.
40 Rezepte für die Reise und zum Mitnehmen.
Franca Mangiameli | Heike Lemberger
978-3-942772-66-2 **7,99 €**

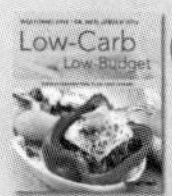

NEU

Low-Carb – Low-Budget.
Kohlenhydratbilanzierte Küche für den kleinen Geldbeutel.
Wolfgang Link | Dr. med. Jürgen Voll
978-3-942772-65-5 **7,99 €**

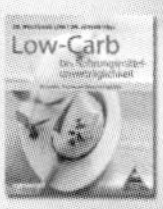

ERSCHEINT APRIL 2014
VORBESTELLBAR AB SOFORT!

Low-Carb bei Nahrungsmittelunverträglichkeiten.
Bei Laktose-, Fruktose- und Glutenunverträglichkeit.
Wolfgang Link | Dr. med. Jürgen Voll
978-3-942772-74-7 **7,99 €**

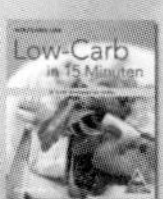

ERSCHEINT APRIL 2014
VORBESTELLBAR AB SOFORT!

Low-Carb in 15 Minuten.
40 »leichte« Schnellrezepte zum Genießen.
Wolfgang Link
978-3-942772-75-4 **7,99 €**

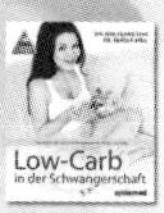

ERSCHEINT JUNI 2014
VORBESTELLBAR AB SOFORT!

Low-Carb in der Schwangerschaft.
Gesundheit mit wenig Kohlenhydraten für Mutter und Baby.
Anett Schmittendorf
978-3-942772-72-3 **7,99 €**

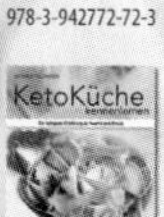

ERSCHEINT JUNI 2014
VORBESTELLBAR AB SOFORT!

KetoKüche kennenlernen.
Die ketogene Ernährung in Theorie und Praxis.
Ulrike Gonder
978-3-942772-80-8 **7,99 €**

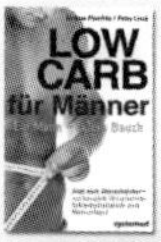

Low-Carb für Männer. Ein Mann – (k)ein Bauch.
Jetzt noch übersichtlicher – mit komplett überarbeiteter Kohlenhydrattabelle zum Nachschlagen.
Barbara Plaschka | Petra Linné
978-3-942772-52-5 **15,99 €**

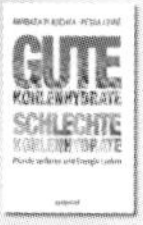

Gute Kohlenhyrate – schlechte Kohlenhydrate
Pfunde verlieren und Energie tanken
Barbara Plaschka | Petra Linné
978-3-927372-81-8 **12,95 €**

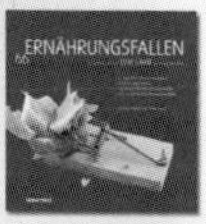

66 Ernährungsfallen … und wie sie mit Low-Carb zu vermeiden sind.
- in typischen Alltagssituationen
- für Büro und Freizeit
- mit Einkaufsführer im Supermarkt
- mit ausführlichem Restaurant-Guide

Barbara Plaschka | Petra Linné
978-3-927372-55-9 **15,95 €**

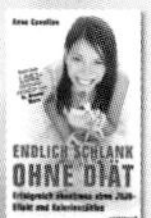

Endlich schlank ohne Diät
Erfolgreich abnehmen ohne JOJO-Effekt und Kalorienzählen – nach dem LOGI-Erfolgsprinzip von Dr. Nicolai Worm.
Anna Cavelius
978-3-942772-10-5 **9,99 €**

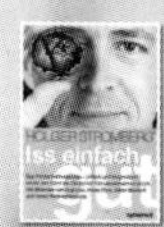

NEU

Iss einfach gut.
Das Prinzip Nahrungskette – einfach und pragmatisch erklärt vom Koch der Deutschen Fußballnationalmannschaft.
Holger Stromberg
978-3-942772-28-0 **18,99 €**
Auch erhältlich in Hardcover-Luxus-ausführung mit Moleskine Gummi und Saisonkalender als DIN-A3-Poster
978-3-942772-50-1 **24,99 €**

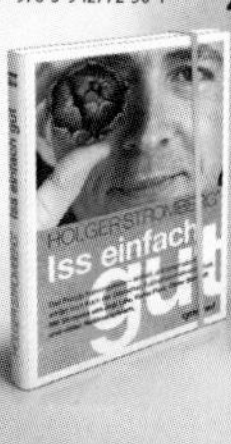

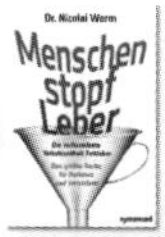

NEU

Menschenstopfleber.
Die verharmloste Volkskrankheit Fettleber.
Dr. Nicolai Worm
978-3-927372-78-8 **19,99 €**

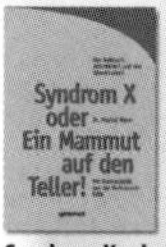

BEST-SELLER

Syndrom X oder Ein Mammut auf den Teller!
Mit Steinzeitdiät aus der Wohlstandsfalle.
Dr. Nicolai Worm
978-3-927372-23-8 **19,90 €**

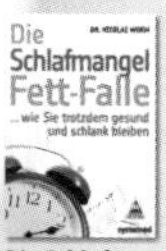

Die Schlafmangel-Fett-Falle.
… wie Sie trotzdem gesund und schlank bleiben.
Dr. Nicolai Worm
978-3-927372-94-8 **7,50 €** ~~14,95 €~~

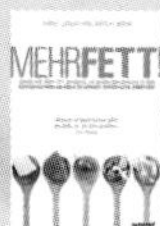

BEST-SELLER

Mehr Fett!
Warum wir mehr Fett brauchen, um gesund und schlank zu sein.
Ulrike Gonder | Dr. Nicolai Worm
978-3-927372-54-2 **19,95 €**

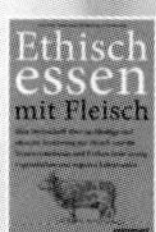

Ethisch Essen mit Fleisch.
Eine Streitschrift über nachhaltige und ethische Ernährung mit Fleisch und die Missverständnisse und Risiken einer streng vegetarischen und veganen Lebensweise.
Lierre Keith | Ulrike Gonder
978-3-927372-87-0 **14,99 €**

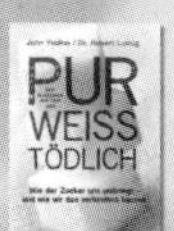

ERSCHEINT MAI 2014
VORBESTELLBAR AB SOFORT!

Pur, weiß, tödlich.
Warum der Zucker uns umbringt – und wie wir das verhindern können.
Prof. Dr. John Yudkin | Prof. Dr. Robert Lustig
978-3-942772-41-9 **14,99 €**

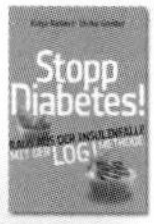

BEST-SELLER

Stopp Diabetes!
Raus aus der Insulinfalle dank der LOGI-Methode.
Katja Richert | Ulrike Gonder
978-3-927372-56-6 **16,95 €**

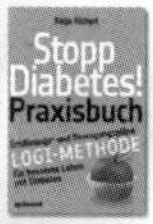

Stopp Diabetes! Praxisbuch.
Ernährungs- und Bewegungspläne.
LOGI-Methode.
Ein besseres Leben mit Diabetes.
Katja Richert
978-3-942772-08-2 **16,99 €**

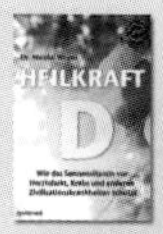

BEST-SELLER

Heilkraft D.
Wie das Sonnenvitamin vor Herzinfarkt, Krebs und anderen Zivilisationskrankheiten schützt.
Dr. Nicolai Worm
978-3-927372-47-4 **15,95 €**

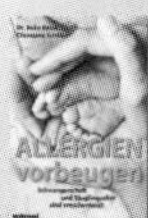

Allergien vorbeugen.
Schwangerschaft und Säuglingsalter sind entscheidend!
Dr. Imke Reese | Christiane Schäfer
978-3-927372-50-4 **14,95 €**

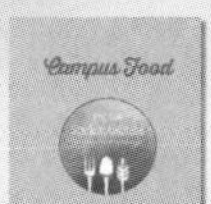

NEU

Campus Food.
Die vegane Studentenküche – 55 Rezepte.
Anne Bühring | Kurt-Michael Westermann
978-3-942772-21-1 **16,99 €**

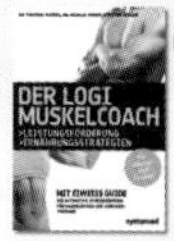

NEU

Der LOGI-Muskel-Coach.
Die ultimative Sporternährung für Muskelaufbau und Ausdauertraining.
Dr. Torsten Albers | Dr. Nicolai Worm
Kirsten Segler
978-3-942772-13-6 **19,99 €**

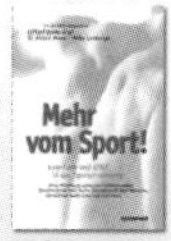

Mehr vom Sport! Low-Carb und LOGI in der Sporternährung.
Unter Mitwirkung zahlreicher Spitzensportler: Boxweltmeister Felix Sturm, Schwimmprofi Mark Warnecke, Leichtathlet Danny Ecker und viele mehr.
Clifford Opoku-Afari | Dr. Nicolai Worm
Heike Lemberger
978-3-927372-41-2 **19,95 €**

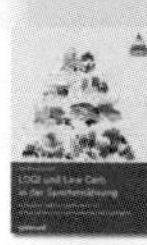

FÜR FACHKREISE

LOGI und Low Carb in der Sporternährung.
Glykämischer Index und glykämische Last – Einfluss auf Gesundheit und körperliche Leistungsfähigkeit.
Jan Prinzhausen
978-3-927372-30-6 **24,90 €**

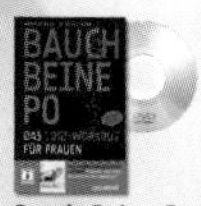

Bauch, Beine, Po – das LOGI-Workout für Frauen. (DVD)
Inklusive ausführlichem Booklet.
Matthias Maier | Dr. Nicolai Worm
978-3-927372-98-6 **14,95 €**

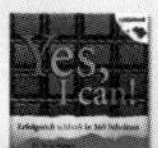

Yes, I can!
Erfolgreich schlank in 365 Schritten.
Dr. Ilona Bürgel
978-3-927372-51-1 **7,50 €** ~~15,00 €~~

systemed verlag

Yoga/Achtsamkeit

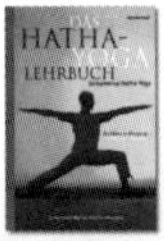

Das Hatha Yoga Lehrbuch.
Sampoorna Hatha Yoga, Perfektion in Bewegung. Die 150 schönsten Übungen.
Marcel Anders-Hoepgen
978-3-927372-53-5 **29,95 €**

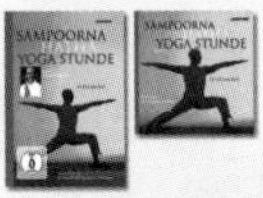

- **Sampoorna Hatha Yoga Stunde** (DVD)
  978-3-927372-64-1 **17,95 €**
- **Sampoorna Hatha Yoga Stunde** (CD)
  978-3-927372-65-8 **14,95 €**

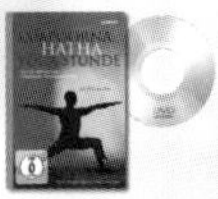

- **Sampoorna Hatha Yoga Stunde Stufe 2** (DVD)
  978-3-942772-04-4 **17,95 €**

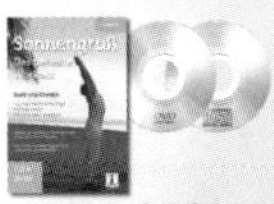

- **Sonnengruß, Teil 1** (DVD + CD)
  Das perfekte Workout
  978-3-927372-77-1 **16,95 €**

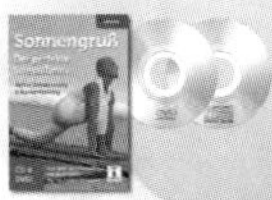

- **Sonnengruß, Teil 2** (DVD + CD)
  Der perfekte Stressabbau
  978-3-927372-97-9 **16,95 €**

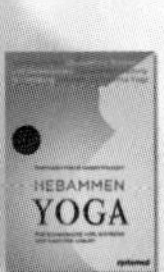

Hebammen Yoga
Übungen zur Geburtsvorbereitung und Rückbildung. ***Inkl. Mantra-Audio-CD.***
Marcel Anders-Hoepgen **9,00 €**
978-3-927372-99-3 ~~19,90 €~~

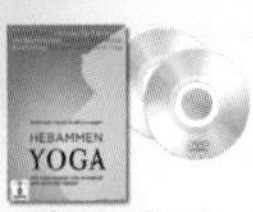

- **Hebammen Yoga** (Doppel-DVD)
  Übungen zur Geburtsvorbereitung und Rückbildung.
  978-3-942772-03-7 **16,95 €**

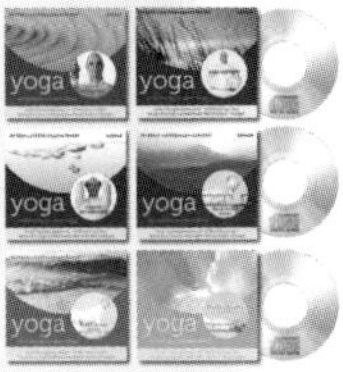

- **Augenentspannung** (CD)
  978-3-927372-71-9 **8,95 €**
- **Gleichgewicht** (CD)
  978-3-927372-72-6 **8,95 €**
- **Nackenentspannung** (CD)
  978-3-927372-70-2 **8,95 €**
- **Oberen Rücken stärken** (CD)
  978-3-927372-73-3 **8,95 €**
- **Unteren Rücken stärken** (CD)
  978-3-927372-74-0 **8,95 €**
- **Bauchmuskulatur stärken** (CD)
  978-3-927372-75-7 **8,95 €**

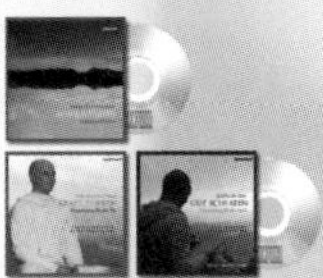

- **Besser schlafen.** (CD)
  Entspannung für die Nacht.
  978-3-942772-25-9 **12,99 €**
- **Gut schlafen.** (CD)
  Entspannung für die Nacht.
  978-3-927372-62-7 **9,95 €**
- **Kraft tanken.** (CD)
  Entspannung für den Tag.
  978-3-927372-61-0 **9,95 €**

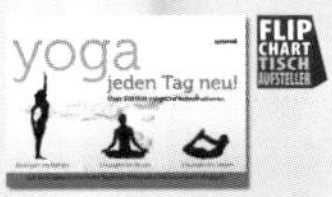

FLIP CHART TISCH AUFSTELLER

Yoga: Jeden Tag neu!
Über 100.000 mögliche Kombinationen für Übungseinheiten à 5 bis 10 Minuten.
Marcel Anders-Hoepgen
978-3-927372-69-6 **28,00 €**

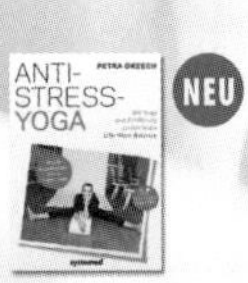

NEU

Anti-Stress-Yoga.
Mit Yoga und Ernährung zurück in die Life-Work-Balance.
Petra Orzech
978-3-942772-46-4 **19,99 €**

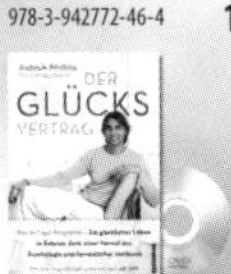

Der Glücksvertrag
Das 21-Tage-Programm. Ein glückliches Leben in Balance dank einer Formel aus Psychologie und fernöstlicher Heilkunst. ***Inklusive DVD.***
Ashish Mehta | Gela Brüggemann
978-3-942772-14-3 **19,99 €**

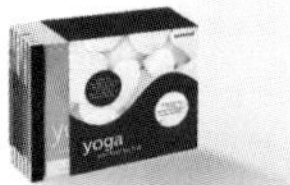

Yoga von Kopf bis Fuß.
5-Minuten-Übungen aus dem Sampoorna Hatha Yoga.
Die Box beinhaltet:
- Augenentspannung (CD)
- Gleichgewicht (CD)
- Nackenentspannung (CD)
- Oberen Rücken stärken (CD)
- Unteren Rücken stärken (CD)
- Bauchmuskulatur stärken (CD)

Brahmadev Marcel Anders-Hoepgen
978-3-942772-45-7 **30,00 EUR**
(erhältlich solange der Vorrat reicht)

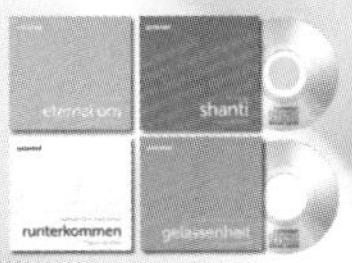

Nada-Yoga-Musik-Reihe
- **Eternal OM** (CD)
  978-3-942772-16-7 **12,99 €**
- **Shanti** (CD)
  978-3-942772-29-7 **12,99 €**
- **Runterkommen** (CD)
  978-3-942772-17-4 **12,99 €**
- **Gelassenheit** (CD)
  978-3-942772-15-0 **12.99 €**

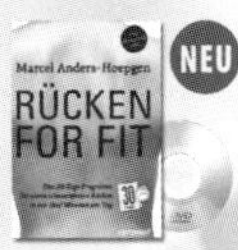

NEU

Rücken for fit.
Das 30-Tage-Programm für einen schmerzfreien Rücken in nur fünf Minuten pro Tag. ***Inklusive Übungs-DVD.***
Marcel Anders-Hoepgen
978-3-942772-53-2 **19,99 €**

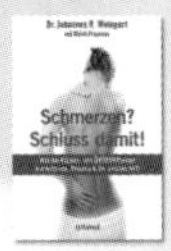

ERSCHEINT SEPTEMBER 2014

VORBESTELLBAR AB SOFORT!

Gelenkschmerzen? Schluss damit!
Hilfe bei Arthrose, Bandscheiben- und rheumatischen Beschwerden, Fibromyalgie & Co.
Dr. Johannes R. Weingart | Ulrich Pramann
978-3-942772-58-7 **16,99 €**

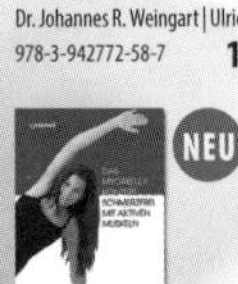

NEU

Das Myoreflexkonzept.
Schmerzfrei mit aktiven Muskeln.
Dr. med. Eberhard Jörg | Peter Kensok
978-3-942772-49-5 **19,99 €**

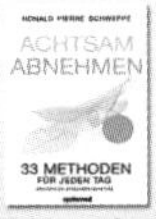

Achtsam abnehmen – 33 Methoden für jeden Tag.
Ronald Pierre Schweppe
978-3-942772-99-0 **12,99 €**

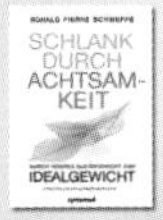

BEST-SELLER

Schlank durch Achtsamkeit.
Durch inneres Gleichgewicht zum Idealgewicht
Ronald Pierre Schweppe
978-3-942772-90-7 **14,99 €**

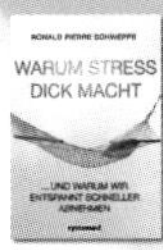

NEU

Warum Stress dick macht
... und warum wir entspannt schneller abnehmen.
Ronald Pierre Schweppe
978-3-942772-51-8 **12,99 €**

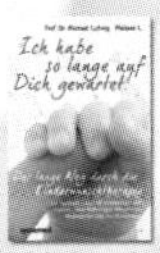

Ich habe so lange auf Dich gewartet!
Der lange Weg durch die Kinderwunschtherapie. Ein Tagebuch – ärztlich kommentiert und ergänzt – über Hoffnungen, Misserfolge, Wegbegleiter und das Wunschkind.
Prof. Dr. Michael Ludwig | Maileen L.
978-3-942772-11-2 **15,99 €**

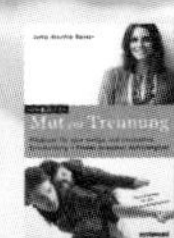

NEU

Mut zur Trennung.
Plädoyer für eine mutige und produktive Entscheidung – Kinder brauchen Aufrichtigkeit.
Jutta Martha Beiner
978-3-942772-47-1 **15,99 €**

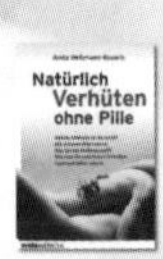

Natürlich verhüten ohne Pille.
Welche Methode ist die beste? Alle sicheren Alternativen. Was tun bei Kinderwunsch? Wie man die natürlichen Techniken rasch und sicher erlernt.
Anita Heßmann-Kosaris
978-3-927372-63-4 **14,95 €**

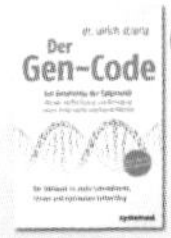

NEU

Der Gen-Code.
Das Geheimnis der Epigenetik – wie wir mit Ernährung und Bewegung unsere Gene positiv beeinflussen können.
Dr. Ulrich Strunz
978-3-942772-01-3 **14,99 €**

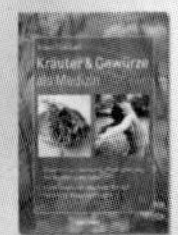

JETZT ALS PAPERBACK

Kräuter & Gewürze als Medizin
- Gesund und schlank mit Vitalkräften aus der Apotheke der Natur.

Klaus Oberbeil **15,00 €**
978-3-942772-92-1 ~~19,95 €~~

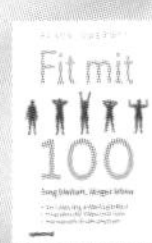

Fit mit 100
Jung bleiben, länger leben
- Ein Leben lang schlank & glücklich
- Programme für Körper und Seele
- 100 wertvolle Ernährungstipps

Klaus Oberbeil
978-3-927372-93-1 **14,99 €**

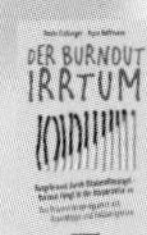

Der Burnout-Irrtum
Ausgebrannt durch Vitalstoffmangel – Burnout fängt in der Körperzelle an! Das Präventionsprogramm mit Praxistipps und Fallbeispielen.
Uschi Eichinger | Kyra Hoffmann
978-3-942772-06-8 **19,99 €**

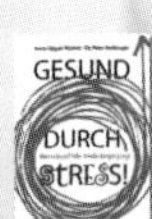

Gesund durch Stress!
Wer reizvoll lebt, bleibt länger jung!
Hans-Jürgen Richter
Dr. Peter Heilmeyer **8,00 €**
978-3-927372-42-9 ~~15,95 €~~

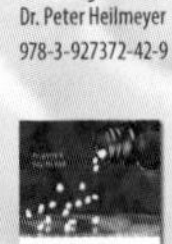

Homöopathie – sanfte Heilkunst für Babys und Kinder
Homöopathische Behandlung im Alltag
Angelika Szymczak **14,00 €**
978-3-927372-49-8 ~~19,95 €~~

Impressum.

Redaktion: systemed Verlag, Lünen
Umschlaggestaltung und -Motiv: Hauptmann & Kompanie Werbeagentur, Zürich
Buchsatz: A flock of sheep, Lübeck
Fotografie: www.fotolia.com
Druck: Florjancic Tisk d. o. o., Slowenien
ISBN: 978-3-942772-51-8

1. Auflage

systemed verlag